臨床医のための
肝生検診断

富山医科薬科大学第三内科教授
編著・渡辺 明治

株式会社 新興医学出版社

序　文

　大部分の肝疾患の診断は，肝機能検査，肝炎ウイルスマーカーや肝画像検査により可能となってきた．それにともない，これまでのように腹腔鏡下に肝生検して診断するという頻度は減少してきたといわなければならない．しかし，慢性肝炎に対するIFN治療には投与開始前の肝組織診断が望ましいとされ，より侵襲の少ない超音波誘導下の肝生検がよく行われるようになってきた．

　したがって，その目的も，肝疾患の診断または鑑別診断にとどまらず，病期，病態，進行性の判定，あるいは治療の適応や治療効果の判定法としての意義も考えられるようになってきた．また，今日のように肝画像診断の高性能化と普及によっても，悪性リンパ腫やサルコイドーシスなどのように肝生検によって初めて診断が可能となる場合があり，以前と同様に確定診断法としての意義はいささかも失われていない．そこで，本書では，各種の肝疾患の概念，診断基準や治療法の最近の進歩を要約し，その診断に肝生検がどのように役立ち，疾病の診療にどのように生かせるのか，肝生検を行うにあたってどのような注意が必要なのか，生検診断のポイントと鑑別診断などについて述べるように努めた．なお，この書はModern Physicianの第18巻6号（1998年）から第19巻7号（1999年）まで15回にわたって連載された「臨床医のための肝生検診断」をまとめたものである．

　代表的な肝臓病についての肝生検像をカラー写真で示し，その診断法をわかりやすく解説したので，肝臓病を専門としない臨床医や研修医にも活用していただけるものと願っている．終わりに，本書を企画された新興医学出版社の服部秀夫社長，編集部の渡瀬保弘氏にお礼を申し上げたい．

平成12年3月

渡辺　明治

執筆者一覧

愛場　信康	富山医科薬科大学医学部	第三内科
青山　圭一	あさひ総合病院	内科
伊藤　博行	高岡市民病院	胃腸科
岡田　和彦	富山医科薬科大学医学部	第三内科
菓子井良郎	富山医科薬科大学医学部	第三内科
清水　幸裕	富山医科薬科大学医学部	第三内科
高原　照美	富山医科薬科大学医学部	第三内科
南部　修二	富山医科薬科大学医学部	第三内科
樋口　清博	富山医科薬科大学医学部	第三内科
峯村　正実	富山医科薬科大学医学部	第三内科
宮際　幹	富山赤十字病院	第三内科
宮嵜　孝子	社会保険高岡病院	消化器科
宮林　千春	更埴中央病院	内科
村上　純	富山医科薬科大学医学部	第三内科
安村　敏	富山医科薬科大学医学部	第三内科
康山　俊学	社会保険高岡病院	消化器科
渡辺　明治	富山医科薬科大学医学部	第三内科

(50音順)

目　次

1. **総論「臨床医のための肝生検診断」** ……………………………渡辺　明治　1
   - 肝生検——目的，適応，禁忌 …………………………………………………1
   - 肝生検法——方法，手技，合併法 ……………………………………………2
   - 肝組織診断 ………………………………………………………………………4

2. **急性ウイルス肝炎** …………………………………………………愛場　信康　5
   - 腹腔鏡像 …………………………………………………………………………5
   - 組織像 ……………………………………………………………………………5
   - Epstein-Barr ウイルス（EBV）肝炎 …………………………………………8

3. **劇症肝炎** ……………………………………………………………樋口　清博　9
   - 臨床的概念，診断基準 …………………………………………………………9
   - 最近の進歩——概念，診断法，治療法 ……………………………………10
   - 肝生検の目的，適応と禁忌，診断にあたっての注意事項 ………………10
   - 生検診断のポイント …………………………………………………………10
   - 組織診断からみた鑑別疾患 …………………………………………………12

4. **慢性肝炎** ……………………………………………………………清水　幸裕　13
   - 概念および分類 ………………………………………………………………13
   - 発症機序 ………………………………………………………………………17
   - 病因別肝組織像 ………………………………………………………………17
   - IFN 治療と肝組織像 …………………………………………………………17

5. **自己免疫性肝炎** ……………………………………………………菓子井良郎　19
   - 概念と診断基準 ………………………………………………………………19
   - 診断 ……………………………………………………………………………21
   - 治療 ……………………………………………………………………………22
   - 肝生検法 ………………………………………………………………………22
   - 生検診断 ………………………………………………………………………23

6. **代謝性肝疾患** ………………………………………………………宮際　幹　25
   - 臨床的概念，診断法，予後ならびに治療 …………………………………25
   - 腹腔鏡ならびに肝生検 ………………………………………………………29

7. 薬剤性肝障害 ………………………………宮林　千春　34
臨床的概念 …………………………………………………34
肝生検の目的 ………………………………………………35
生検診断 ……………………………………………………36

8. アルコール性肝障害 ……………………康山　俊学, 宮嵜　孝子　43
臨床的概念 …………………………………………………43
診断基準 ……………………………………………………45
最近の進歩 …………………………………………………45
肝生検の目的 ………………………………………………46
肝組織像の特徴 ……………………………………………46
組織診断からみた鑑別診断 ………………………………49
治療 …………………………………………………………49

9. 脂肪肝 …………………………………………峯村　正実　51
臨床的概念 …………………………………………………51
診断 …………………………………………………………51
肝生検組織診断 ……………………………………………54
治療および予後 ……………………………………………55

10. 肝硬変 …………………………………………高原　照美　57
臨床的概念 …………………………………………………57
成因および分類 ……………………………………………57
肝硬変に関する最近の進歩 ………………………………58
肝生検 ………………………………………………………59
生検診断のポイント ………………………………………62
組織診断からみた鑑別疾患 ………………………………63

11. 原発性胆汁性肝硬変, 原発性硬化性胆管炎 ………安村　敏　64
原発性胆汁性肝硬変 ………………………………………64
原発性硬化性胆管炎 ………………………………………67

12. 特発性門脈圧亢進症 ……………………………岡田　和彦　69
臨床的概念 …………………………………………………69
病因 …………………………………………………………69
臨床診断 ……………………………………………………69
治療法 ………………………………………………………72
肝生検 ………………………………………………………72
組織学的所見 ………………………………………………73
組織診断からみた鑑別診断 ………………………………73

13. 肝悪性腫瘍 ……………………………………………南部　修二　74
　　原発性肝癌の分類 ……………………………………………74
　　ヒト肝細胞癌の形態学的発生様式 …………………………74
　　肝癌の臨床的特徴・診断・治療 ……………………………75
　　肝腫瘍生検 ……………………………………………………75
　　生検診断 ………………………………………………………77

14. その他の肝限局性病変 ………………………………伊藤　博行　81
　　肝血管腫 ………………………………………………………81
　　肝のう胞 ………………………………………………………81
　　肝膿瘍 …………………………………………………………83

15. サルコイドーシスと悪性リンパ腫 ……………青山　圭一, 村上　純　85
　　サルコイドーシス ……………………………………………85
　　悪性リンパ腫 …………………………………………………88

索　引 ……………………………………………………………………93

1. 総論「臨床医のための肝生検診断」

はじめに

　肝疾患の診断の大部分は，肝機能検査，肝炎ウイルスマーカーや肝画像検査により可能となってきた．これにともない，これまでのように腹腔鏡下に肝生検して診断する頻度は減少してきたといわなければならない．しかし，慢性肝炎に対するIFN治療には投与開始前の肝組織診断が必要とされ，より侵襲の少ない超音波誘導下の肝生検がよく行われるようになってきた．

　したがって，その目的も，肝疾患の診断または鑑別診断にとどまらず，病期，病態，進行性の判定，あるいは治療の適応や治療効果の判定法としての意義も考えられるようになってきた．また，今日のように肝画像診断の高性能化と普及によっても，悪性リンパ腫やサルコイドーシスなど肝生検によって初めて診断が可能となる場合もあり，以前と同様に確定診断法としての意義はいささかも失われていない．

　この本のなかでは，各種の肝疾患の概念，診断基準や治療法の最近の進歩を要約し，その診断に肝生検がどのように役立ち，疾病の診療に生かせるのか，肝生検を行うにあたってどのような注意が必要なのか，生検診断のポイントと鑑別診断などについて述べることにしたい．

　はじまりの本章では，その総論として，肝組織診断の目的，適応，禁忌，肝生検の手技，合併症，および標本作成や診断時の留意点などについて解説することにする．

肝生検──目的，適応，禁忌

　肝組織診断（光顕・電顕）のみでなく，組織化学，免疫学，ウイルス学，酵素・代謝学，細胞培養などの研究に必要な肝組織資料を得る目的がある（表1）．したがって，その適応としては肝疾患，黄疸，肝・脾腫大の鑑別あるいは肝機能異常

表1　肝生検の適応と禁忌

適応
(1) 肝疾患の組織診断
(2) 肝疾患の重症度，進展度の判定
(3) 肝疾患の治療効果の判定
(4) 全身性疾患の診断および鑑別診断，病期の判定

禁忌
(1) 出血傾向
(2) 持続する高度の閉塞性黄疸
(3) 腹水貯留
(4) 胆管炎および肝膿瘍
(5) 局所感染（右胸膜炎，腹膜炎）
(6) 心不全，呼吸機能低下
(7) 非協力者
(8) 特殊な病態（肝血管腫，肝アミロイドーシスなど）

や門脈圧亢進症の原因の究明，不明熱や代謝的疾患の診断，サルコイドーシス，アミロイドーシス，結節性多発動脈炎などの全身性疾患の診断などがあげられる[1]．肝生検によって初めて診断できることの意義は大きい．肝疾患の場合であっても，その病期，活動（進行）性の有無，経過，予後の評価，治療効果や有効性の判定などにも役立つことはいうまでもない．

　肝生検の禁忌としては，呼吸不全，強い不安などのために呼吸停止が不可能で協力が得られない症例，出血傾向（出血時間5分以上，プロトロンビン時間40〜50％以下，血小板数4万/μl以下），腹水のある症例などが問題となる．これらの場合には治療を行なってそれらが回復，消失したあとに肝生検を実施することができる．また，持続する高度の閉塞性黄疸時には，胆管内圧の上昇のため生検後に胆汁性腹膜炎を合併することがあるので禁忌とする．肝血管腫，肝アミロイドーシス，肝エキノコッカスでは慎重を要する．

　原則的には入院させたうえで肝生検を行う．術前には，胸部X線，腹部単純撮影，肝CT，エ

図1　ディスポーザブル気腹針

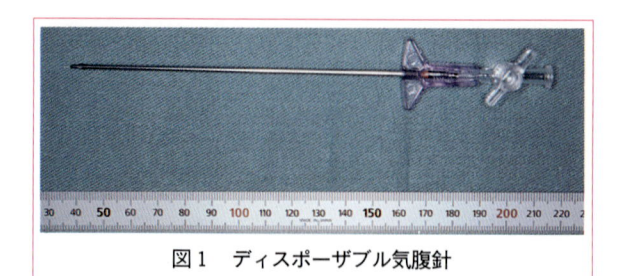

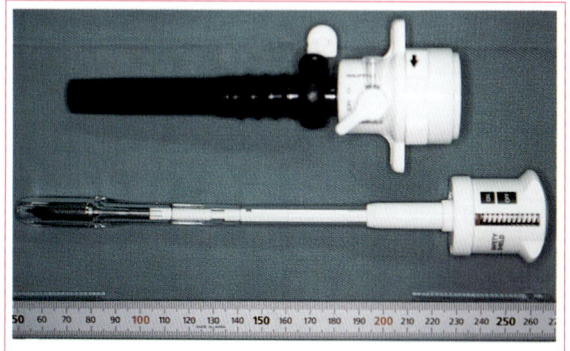

図2　ディスポーザブルトラカール
外套管と内針の二重構造となっており，内針の先端をセイフティーシールドが被う構造となっている．

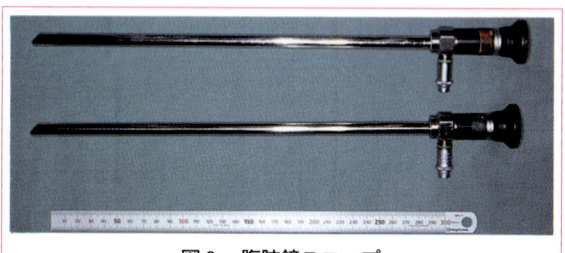

図3　腹腔鏡スコープ
上から標準型スコープ，拡大スコープ．

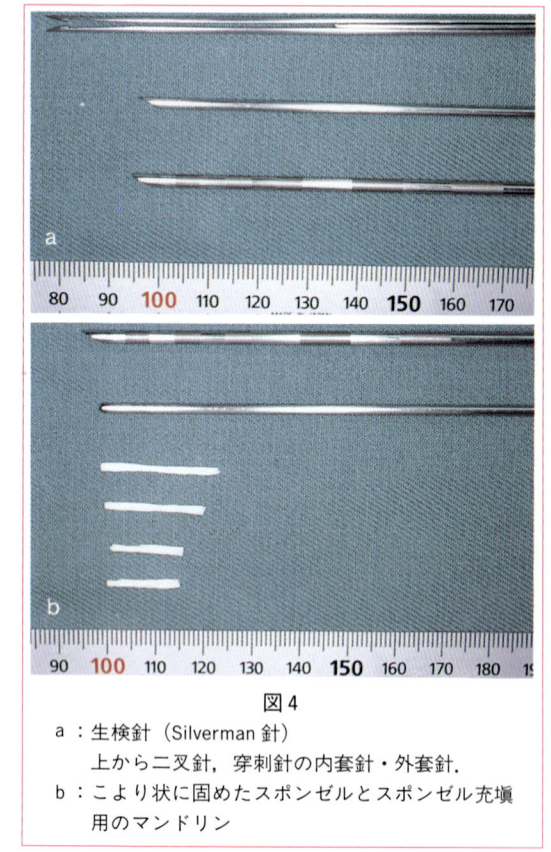

図4
a：生検針（Silverman針）
　上から二叉針，穿刺針の内套針・外套針．
b：こより状に固めたスポンゼルとスポンゼル充填用のマンドリン

表2　肝生検の合併症

(1) 穿刺部痛，右肩放散痛，上腹部痛	(5) 胆汁性腹膜炎
	(6) 腹腔内出血
(2) 気胸，水胸，血胸，膿胸	(7) 肝内血腫形成
(3) ショック	(8) Hemobilia，動静脈瘻
(4) 発熱	(9) 菌血症

コー画像などにより，横隔膜の部位や肝の大きさを確認しておく．

肝生検法——方法，手技，合併症

　肝生検法としては，外科的開復下の肝生検（肝試験切除）法，腹腔鏡下の肝生検法[2]，超音波誘導（エコーガイド）下の肝生検法などがあげられる．それぞれの詳しい方法については他の文献[2〜4]を参考にしていただきたい．近年，外科領域で腹腔鏡を用いた手技が広く用いられるようになったことや，肝生検を行なってウイルス肝炎に感染する例があるため，外科用のディスポーザブルの気腹針やトラカールが用いられる傾向にある．
　図1はディスポーザブル気腹針で従来のものと同様に内針と外針の二重構造になっており，先端の鋭利な外針が腹腔内に刺入されると先端の鈍的な内針がスプリングにより飛び出し，腸管など傷つけないようになっている．図2はディスポーザブルトラカールで基本的には従来のものと同様に外套管と内針の二重構造となっており，内針を除去しても弁により腹腔内のガスが漏れないようになっている．腹腔内に刺入されると先端の鈍的な内針をセイフティーシールドが被う構造となっており，安全に腹腔内に刺入できるようになっている．
　腹腔鏡スコープはレンズ系を組み合わせた硬性鏡であり，先端のレンズ面がスコープの長軸に対して前方45度斜視のものが標準型として用いられる（図3）．腹腔鏡下肝生検では，内径2mm

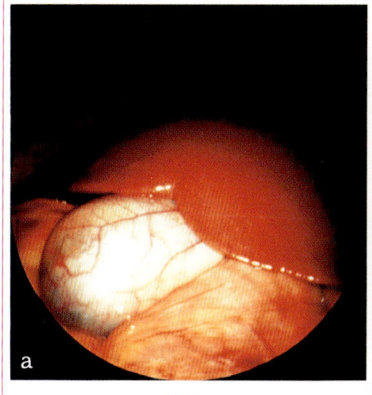

図5
a：ほぼ正常な肝右葉と胆のうの腹腔鏡像
b：肝左葉の腹腔鏡像
c：拡大像．小葉の紋理が観察される．

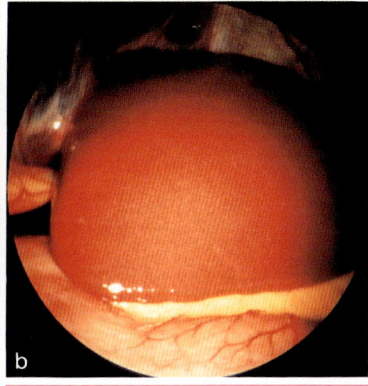

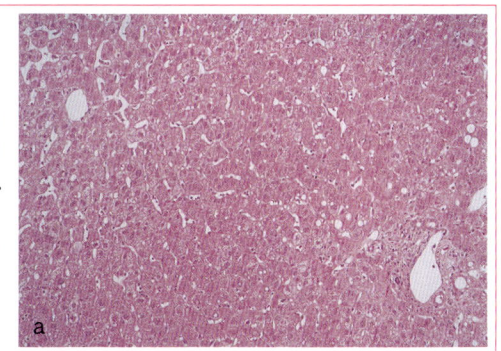

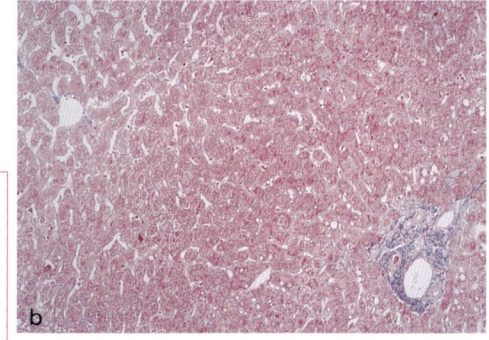

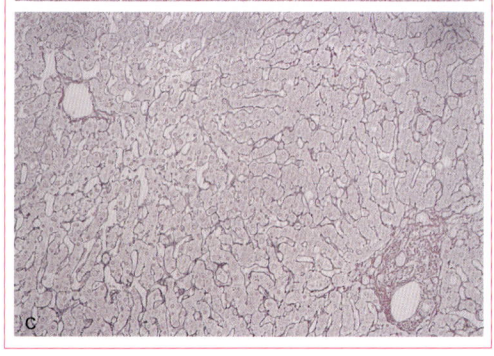

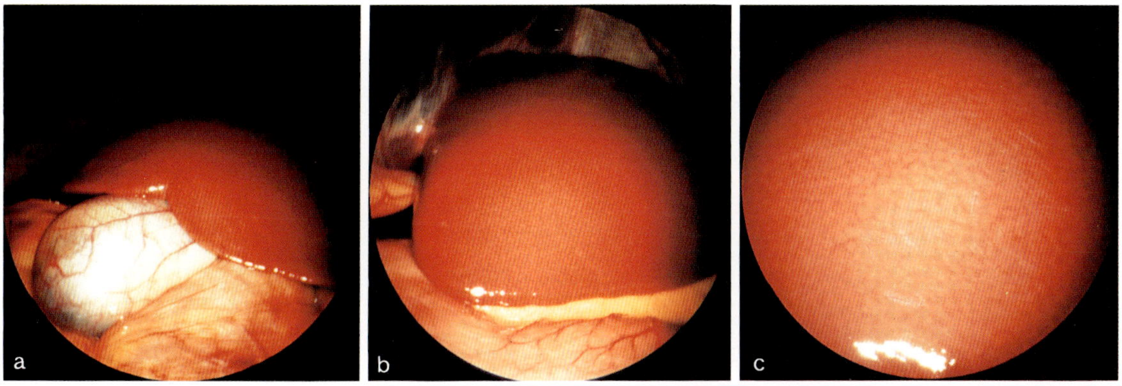

図6　ほぼ正常な肝小葉
a：HE染色．左上が中心静脈で右下が門脈域である．特に肝細胞の壊死や細胞浸潤を認めない（×100）．
b：アザン染色．小葉構造は保たれ，門脈域の線維性拡大を認めない（×100）．
c：鍍銀染色．肝細胞索は保たれ，中心静脈や肝細胞周囲の線維化，門脈域の線維性拡大を認めない（×100）．

のSilverman針を用いるが，図4に示すように穿刺針と二叉針よりなり，穿刺針は外套針と内套針の二重構造となっている．また生検部に止血のためスポンゼルを充填するため内套針の先端を直角に切ったマンドリンを用いる．

　限局的肝病変（腫瘍性病変，partial fatty liver）の場合の生検には狙撃（目標）生検法が有効である．エコーガイド下では，大きな血管，胆のう，胆管を誤って穿刺することは少なくなる．腹腔鏡下に肝生検を行う場合には，両葉表面をよく観察し，問題のある目標部位を生検（直視下生検）することができることから，より診断の正確さが期待できる．腹腔鏡検査の適応となっても，肝生検の適応にはならない場合もある．

　肝生検の際に，生検針が肝実質内に刺入した時の指の感触も診断の一助となる．肝硬変では硬く，表面は平滑でない．なお，肝生検後の止血にはゾンデによる圧迫，外套針留置法，止血薬，スポンゼル充填法，マイクロ波凝固法などがある．

　エコーガイド下の肝生検の術後は6時間くらい絶対安静とし，呼吸数，脈拍，血圧を頻回に測定しながら，24時間ベッド上で安静を守らせ，合併症の発症に厳重に注意する（表2）．もっとも多い合併症としては疼痛（創部痛，心窩部から右肩への放散痛が多い．30％くらいの症例で認められる）であり，鎮痛薬の投与を必要とすることがある．また，1～2日続く38℃以下の軽い発熱がみられることがあり，腹膜・肋膜穿刺による

ショック症状，気胸や肝内血腫などもみられる．重要なものとしては，胆汁性腹膜炎や腹腔内出血があり，開腹術を必要とすることもある．

肝組織診断

①標本の作製，固定─染色

切片の硬さ，色などの性状を肉眼でよく観察し，ただちに固定液に入れる．光顕用には10％中性ホルマリン液を用い，パラフィン包埋切片を作成する．硬変肝は壊れやすく，脂肪肝では淡黄油脂状，腫瘍部は蒼白であることが多い．固定には中性緩衝ホルムアルデヒド液（10％ホルマリンのpH 7 緩衝液）が用いられるが，そのほか目的に応じてブアン液やカルノア液が使用される．一般的な染色法としては，ヘマトキシリン-エオジン（HE）染色，鍍銀線維染色，アザン・マロリー染色，PAS染色（ジアスターゼ消化前後），エラスチカワンギーソン染色，ベルリン青（鉄），アルデヒドフクシン，オルセイン染色（HBs抗原）などがある．特殊染色法としては，銅染色法としてのロダニン染色，膠原線維やアルコール硝子体の染色にはクロモトロープ・アニリン・ブルー染色法などがある．

②診断の要点

1）小葉構造と門脈域

正常の肝臓では，門脈─中心静脈の間隔は一定で，小葉構造の乱れ（細網線維染色）はない[5]．慢性化とともに小葉構造は乱れ，進展すれば肝硬変に至る．動脈，門脈，胆管，リンパ管の集まる門脈域では小円形細胞，好中球や形質細胞の浸潤が見られる（門脈域の拡大）．ときには小葉内へも炎症性細胞が浸潤する．門脈域の線維性拡大とリンパ球浸潤は慢性肝炎の像といえる．形質細胞浸潤をともなう胆管の非化膿性破壊性胆管炎の所見があれば原発性胆汁性肝硬変である．そのほか，胆管の増生や逆に減少にも留意する．

2）肝細胞，限界板，類洞

胆汁うっ滞，核分裂像やanisokaryosis，核の空洞化，核内封入体の有無を確かめる．肝細胞の変性（好酸性，水腫様，脂肪），壊死（巣状，帯状，bridging，広範性）がみられる．さらに，肝の細胞質にリポフスチン顆粒，鉄，銅などの沈着やアルコール硝子体がみられる．

門脈域と境界を形成する限界板がpiecemeal necrosisで破壊されると，肝炎は進行，悪化し，活動性の炎症（慢性肝炎）と考えられる．小葉内の類洞には，Kupffer細胞の腫大・増生，好中球（肝膿瘍），白血病細胞，コラーゲン線維（結合織の増加）やアミロイド沈着がみられる．

本シリーズの各肝疾患との比較のために，正常に近いと考えられる肝（鑑別診断の目的で腹腔鏡下に採取された）のHE染色，アザン染色と鍍銀染色を示す（図5,6）．

3）診断にあたっての留意点

肝生検（5〜20 mg）は1.5 kgの肝のごくわずかを採取しているにすぎず，限局性病変の場合には診断が不確実となる．急性肝炎─慢性肝炎─肝硬変のようにびまん性肝疾患であっても穿刺部位によっては所見が異なることが知られている．このようなサンプリングエラーを理解し，常に他の検査成績を考慮して総合的に診断することが望まれる．

おわりに

肝生検は観血的検査法であるが，今日においてもその診断的価値は高い．より安全に肝生検が行われ，より正確な診断のために生検針（Silverman針，Menghini針，Tru-cut針，細胞診用吸引生検針，鉗子）の選択や染色法の工夫が望まれる．

文 献

1) Thaler H : Leber Biopsie. Ein klinischer Atlas der Histopathologie. Springer, New York, 1969
2) 樋口祥光：腹腔鏡直視下肝生検の診断限界と意義．肝疾患診断法─腹腔鏡所見と直視下肝生検（市田文弘，島田宜浩，編）．医歯薬出版，東京，p.75, 1979
3) 佐々木博，井上恭一：肝の形態学的検査．腹腔鏡・肝生検，臨床肝臓病学（岡 博，杉浦光雄，編），朝倉書店，東京，p.106, 1979
4) 長谷部千登美，関谷千尋：腹腔鏡下肝生検の意義．肝生検診断の実際（辻井 正，神代正道，上村朝輝，編），中外医学社，東京，p.95, 1995
5) 奥平雅彦，佐々木憲一：組織診断．肝の循環・代謝・酵素（織田敏次，阿部 裕，他編），永井書店，大阪，p.259, 1979

2. 急性ウイルス肝炎

はじめに

　急性ウイルス肝炎とは，肝炎ウイルスによる急性びまん性炎症性疾患であるが，わが国ではA，B，C型肝炎がそのほとんどを占める．その診断についての詳細は成書にゆずるが，最近では血清中の各種ウイルスマーカーの検索により比較的容易であり，IgM型HA抗体の検出によりA型肝炎を，HBs抗原とIgM型HBc抗体の検出とその推移によりB型急性肝炎を診断することができる．A型，B型急性肝炎は通常慢性化することはなく，治癒にいたる臨床経過を予測することが可能である．一方C型急性肝炎は血清中のHCV抗体やHCV-RNAの検出によって診断されるが，病初期には陽性化しないこともある．しかしこれらのウイルスマーカーが陽性化すればC型急性肝炎と診断される．

　以上のように急性ウイルス肝炎は血清学的あるいは分子生物学的に診断されるため，肝生検による組織診断や治癒の判定を行う機会は少なくなりつつある．しかしB型肝炎においては，B型慢性肝炎の急性増悪や無症候性キャリアーからの急性発症との鑑別には組織診断が大きな助けとなる．またC型急性肝炎は高率に慢性化するので慢性肝炎への移行を確認する目的で組織診断が必要とされる．

　本章では，日常臨床で重要とされるA, B, C型急性ウイルス肝炎の腹腔鏡像と組織所見について概説する．加えて全身症状の部分症として急性ウイルス肝炎に類似した所見を呈し，肝生検がしばしば施行される伝染性単核球症についても肝組織像の特徴を示す．

腹腔鏡像

　急性ウイルス肝炎の極期に腹腔鏡検査を施行することは比較的少ないが，病初期における肝表面の肉眼的所見としては，Kalkの大赤色肝の像を呈し，肝の腫脹とともに全体に赤色調が認められる（図1-a, b, c）．A型肝炎によくみられる肝内胆汁うっ滞をともなう例では緑色調となり，近接視で緑色斑による小葉紋理の増強すなわち緑色紋理を呈する（図2-a, b）．

組織像

① 小葉内変化

　急性ウイルス肝炎における小葉内の変化として，肝細胞の単細胞壊死，巣状壊死，肝細胞および核の大小不同と肝細胞索の乱れが特徴である．巣状壊死や単細胞壊死は肝細胞の1〜数個が崩壊・消失した部分にリンパ球を主体とした炎症細胞が集簇した像として観察される．リンパ球の浸潤は類洞内にもびまん性に認められる（図3）．肝細胞や核の大小不同，多核細胞などをともなう肝細胞の多形性は肝細胞の変性と再生が混在するために生じると考えられる（図4）．

　肝細胞の変性所見としては2種類ある[1]．一つは肝細胞の好酸性変性であり，細胞質が好酸性となり核が濃縮し細胞が全体に萎縮し角張った形を示す．このような変性細胞は肝細胞索から類洞へ離脱し，核の消失した好酸性で円形の好酸体となる（図5）．もう一つは肝細胞の風船細胞化であり，細胞質は明調で核周辺に細胞内の構造物が集簇した像を呈し，特に小葉中心部に認められる（図6）．

　中心静脈も壊死・炎症の影響により静脈炎を呈し，壁の肥厚・浮腫が認められる（図7）．

　急性ウイルス肝炎の回復期には，極期で観察されるような個々の所見は軽度となるが，この時期に認められる所見としてセロイド色素があげられる．ヘマトキシリン-エオジン（HE）染色では黄褐色で，ジアスターゼ消化後PAS染色で陽性に染まる（図8-a, b）．これはKupffer細胞が肝

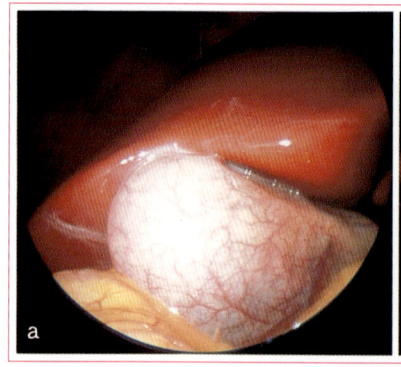

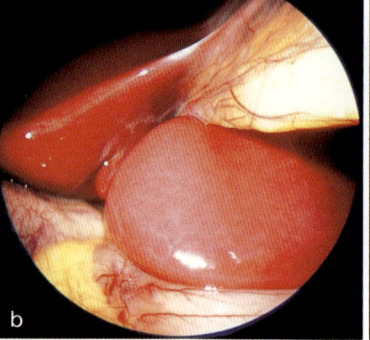

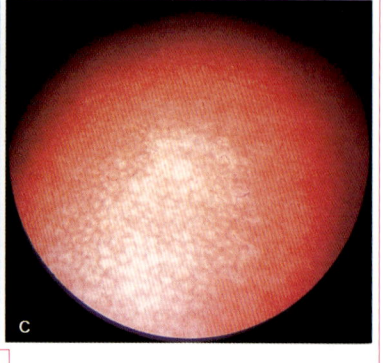

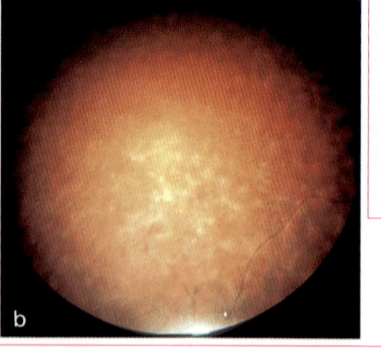

図1
a：輸血後C急性肝炎の腹腔鏡像．右葉は腫脹し大赤色肝を呈す．
b：右葉内側から左葉．肝の腫脹，被膜の緊張が目立つ．
c：拡大像．赤色調が強い．

図2
a：A型肝炎の腹腔鏡像．肝の腫脹に加え肝内胆汁うっ滞により緑色調が強い．
b：拡大像．緑色紋理が認められる．

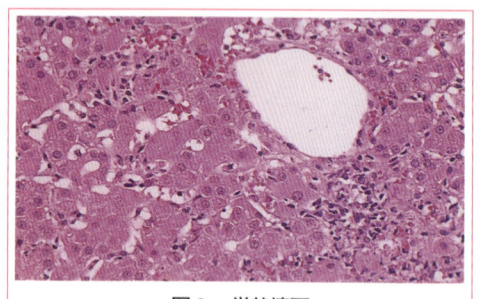

図3　巣状壊死
中心静脈の下方に巣状壊死を認める．単細胞壊死や類洞内のリンパ球浸潤も認められる（HE染色，×200）．

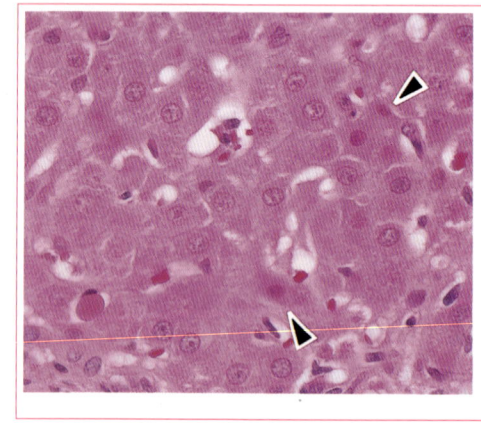

図5　肝細胞の好酸性変性と好酸体
肝細胞の好酸性変性（矢頭）が散在し，左下に好酸性で肝細胞より小型，円形の好酸体を認める．中央やや上方に単細胞壊死も認められる（HE染色，×400）．

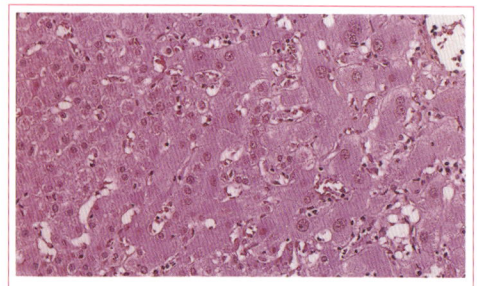

図4　小葉中心部の肝細胞の多形性
小葉周辺部（左側）と比較し，小葉中心部（右側）に肝細胞や核の大小不同，2核の細胞を認める（HE染色，×200）．

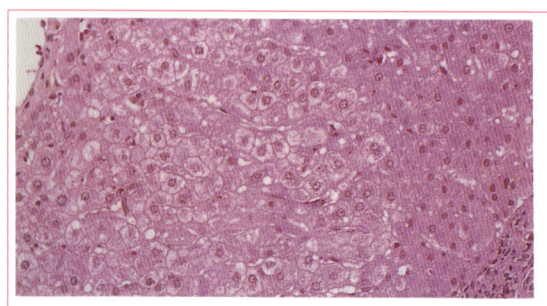

図6　小葉中心部の肝細胞の風船細胞化
小葉周辺部（右側）と比較し，小葉中心部（左側）に肝細胞の風船細胞化を認める（HE染色，×200）．

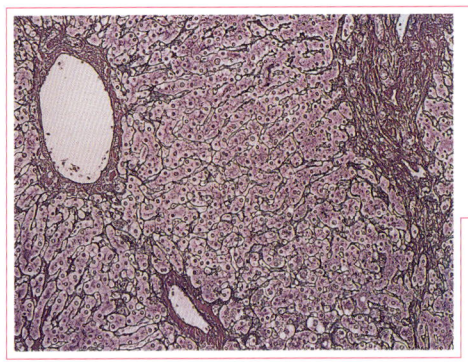

図7 中心静脈の壁の肥厚
　左上，中央下に連続した中心静脈の壁の肥厚を認める．右上は門脈域（鍍銀染色，×100）．

図8 セロイド色素
　a：黄褐色のセロイド色素が散在する．左は壁が肥厚した中心静脈（HE染色，×300）．
　b：ジアスターゼ消化後PAS染色で陽性に染色されたセロイド色素（×300）．

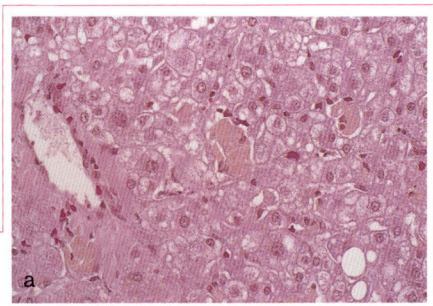

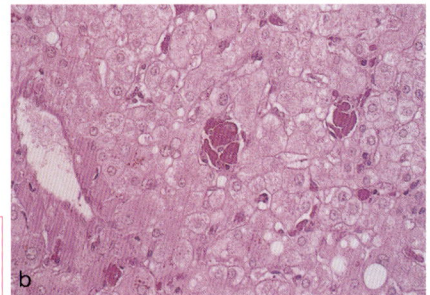

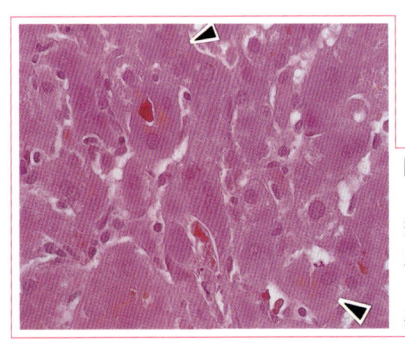

図9 肝内胆汁うっ滞
　中央2ヵ所に拡張した毛細胆管内の胆栓形成を認め，胆汁色素が沈着した肝細胞（矢頭）が散見される（HE染色，×400）．

図10
　a：門脈域のリンパ球浸潤と浮腫状拡大（HE染色，×100）．
　b：門脈域の浮腫状拡大．結合組織線維がばらばらになるように粗に分布し拡大しており，慢性肝炎にみられるような線維化は認めない（鍍銀染色，×100）

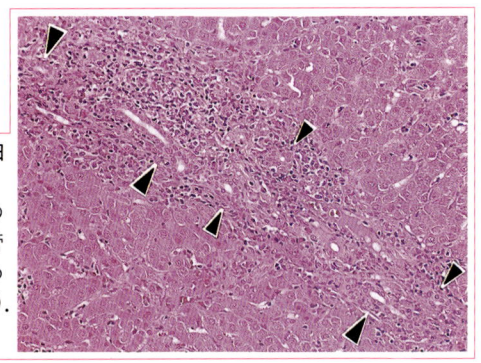

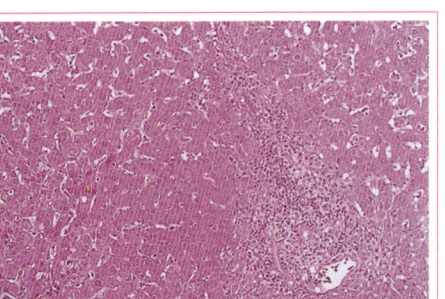

図11 門脈域の細胆管増生
　拡大した門脈域の中に増生した細胆管（矢頭）を数ヵ所認める（HE染色，×150）．

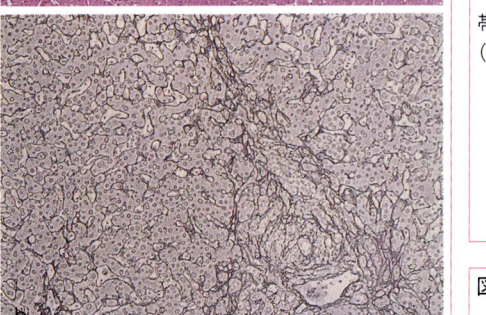

図12 融合壊死
　隣り合った門脈域帯状壊死の融合（HE染色，×100）．

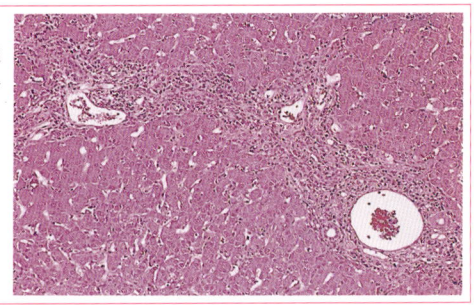

図13 EBV肝炎の肝生検像
　リンパ球の門脈域（右下）および類洞内の浸潤が目立つが，肝細胞索はよく保たれている（HE染色，×150）．

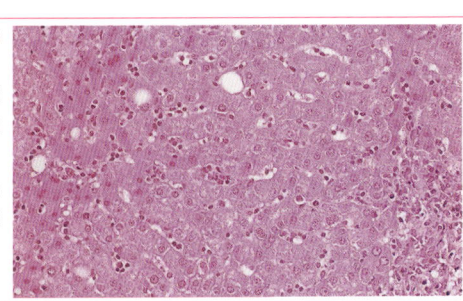

細胞の崩壊物を取り込んだ色素物質とされている．

特にA型肝炎では肝細胞壊死に加え，肝内胆汁うっ滞を呈することが多い．組織学的には肝細胞およびKupffer細胞内に胆汁色素が沈着し，毛細胆管に胆栓形成をともなう（図9）．

② 門脈域の変化

門脈域はリンパ球を中心とした炎症細胞浸潤と結合組織線維がばらばらになるように粗に分布した浮腫により拡大を示すが，慢性肝炎にみられるような線維化は認めない．通常門脈域に接する限界板はよく保持されており，慢性肝炎にみられるような削り取り壊死を認めることは少ない（図10-a, b）．細胆管増生を認めることが多い（図11）．

③ 帯状壊死・融合壊死

急性ウイルス肝炎のなかでも重症になるにしたがい壊死・脱落の範囲が広がり，門脈域周辺（小葉周辺部）と小葉中心部に幅広い壊死すなわち帯状壊死を認めるようになる[2]．両部の壊死の融合あるいは隣り合った門脈域帯状壊死の融合している像を融合壊死と呼ぶ（図12）．なお臨床的にはむしろ劇症肝炎を呈する亜広範性肝壊死や広範性肝壊死に関しては，劇症肝炎の項にゆずりたい．

④ 急性ウイルス肝炎の型別組織所見

急性ウイルス肝炎の型別による組織所見には基本的違いはなく，個々の変化の程度や頻度に若干の差があると考えられる．門脈域の細胞浸潤や胆汁うっ滞はA型がB型やC型に比べて著明であり，類洞内の細胞浸潤や類洞壁細胞の活動性はC型または非A非B型でより著明という傾向がある．Koff[3]による急性ウイルス肝炎の型別組織所見を表1にまとめた．

Epstein-Barrウイルス（EBV）肝炎

EBVの初感染による伝染性単核球症の部分症としてのEBV肝炎では，肝脾腫，肝機能異常が高頻度にみられるが，黄疸を認めることは少ない．肝組織所見の特徴として，リンパ球の門脈域および類洞内の浸潤が著明であるが，巣状壊死や肝細胞の風船化はみられず肝細胞索はよく保たれている（図13）．この所見は同じくヘルペスウイルスに属する成人のサイトメガロウイルス（CMV）肝炎に類似し，組織所見のみでは両者を鑑別することは困難である[4,5]．

おわりに

肝臓は，個々の肝炎ウイルスによって引き起こされる肝炎において，それほど異なった組織所見を呈することはなく，ときには薬剤や自己免疫が病因である場合でも，一見ウイルス性肝炎と類似した組織所見を示すこともある．したがって，ウイルス肝炎の診断にあたっては，病理組織学的な検索とともに，病因ウイルスを特定することが必要で，このためには肝臓病学，病理学，ウイルス学的な考察が大切である．

表1 急性ウイルス肝炎の型別組織所見

組織所見	A型	B型	C型および非A非B型
門脈域の炎症	著明	少ない	軽度
限界板	破壊あり	保持	保持
門脈域周辺の炎症	慢性活動性肝炎様	軽度	軽度
胆管病変	まれ	ときにあり	多い
小葉中心部の胆汁うっ帯	多い	ときにあり	ときにあり
実質壊死	中等度	著明	軽度
細胞浸潤	中等度	中等度	軽度
類洞壁細胞の活動性	軽度	中等度	著明
類洞内炎症	軽度	軽度	著明

［Koff RS：Viral hepatitis. "Disease of the liver", vol. l, 17 th ed. (Schiff L, Schiff ER, ed.), p. 492, JB Lippincott Co., Philadelphia, 1993[3]より引用一部改変］

文献

1) Bianchi M, Ning Z, Gudat F：Viral hepatitis. "Pathology of the liver", 1st ed. (Macsween RNM, Anthony PP, Scheuer PJ, eds.), p. 164, Churchill Livingstone, London, 1979

2) Bianchi L, De Groote J, Desmet VJ, et al.：Morphological criteria in viral hepatitis；review by an international group. Lancet i：333, 1971

3) Koff RS：Viral hepatitis. "Disease of the liver", vol. 1, 17 th ed. (Schiff L, Schiff ER, ed.), p. 492, JB Lippincott Co., Philadelphia, 1993

4) White NJ, Juel-Jensen BE：Infectious mononucleosis hepatitis. Semin Liver Dis 4：301, 1984

5) Griffiths PD：Cytomegalovirus and the liver. Semin Liver Dis 4：307, 1984

3. 劇症肝炎

はじめに

実際の臨床の場では，劇症肝炎（本章では急性肝不全も含む）の診断に肝生検は不要であり，血小板減少や凝固因子の欠乏をともなうことが多いので，肝生検は行わない．例外的にその適応となりうる場合は，①血液系などの悪性疾患による可能性があるが診断がつかない場合，②肝移植の適応を決める場合の二つに限られる．

臨床的概念，診断基準

劇症肝炎とは広範な肝組織の壊死により引きこされる病態である．肝臓は生体の代謝の中心であるとともに，網内系においても中心的な役割をはたしている臓器であるため，肝機能不全では多臓器の障害が惹起される．

第12回犬山シンポジウム[1]によれば，表1に示すごとく「劇症肝炎とは，肝炎のうち症状発現後8週以内に高度の肝機能障害に基づいて肝性昏睡II度以上の脳症をきたし，プロトロンビン時間40%以下を示すものとする．そのうちには，発病後10日以内に脳症が発生する急性型と，11日以後に発生する亜急性型がある．（以下略）」

武藤は，従来の亜急性肝炎のうち，II度以上の昏睡を示す症例で8週以降24週までの症例を遅発性肝不全（Late onset hepatic failure：LOHF）と呼び，それ以外を亜急性肝炎（非昏睡型）と呼ぶことを提唱した．

なお，劇症肝炎の場合は病因がウイルスおよび薬剤に限られるが，急性肝不全という症候群としてとらえる場合には，病因は限定されない．したがって，急性肝不全の病因としては，表2に示すごとくとなる．肝炎ウイルス（HBV，HAV，HCV，non-A non-B non-C virus など）によるものがもっとも多く，次いで薬剤によるものが多い．頻度は少なくなるが，ショックなどによる肝

表1 劇症肝炎の診断基準（第12回犬山シンポジウム，1981年8月）

> 劇症肝炎とは肝炎のうち症状発現後8週以内に高度の肝機能障害に基づいて肝性昏睡II度以上の脳症をきたし，プロトロンビン時間40%以下を示すものとする．そのうちには発病後10日以内に脳症が発現する急性型とそれ以後に発現する亜急性型がある．

注）急性型には fulminant hepatitis（Lucké と Mallory, 1946）が含まれ，亜急性型には亜急性肝炎（日本消化器病学会，1969）の一部が含まれる．

表2 急性肝不全の原因

肝炎ウイルス
HAV
HBV
HCV
HGV？
TTV？
など
その他のウイルス
パラミクソウイルスなど
薬剤
ハロセンなど
毒物
きのこ毒（アマトキシン）など
肝虚血
ショックなど
代謝性
Wilson 病
Reye 症候群など
その他
悪性リンパ腫など

虚血による場合，Wilson 病や Reye 症候群などの代謝性疾患による場合，さらに大量の腫瘍細胞（おもに血液系）の肝内への浸潤による場合などがある．

最近の進歩──概念，診断法，治療法

劇症肝炎に対する保存的治療のうち，確実に有効と証明された治療法はなく，唯一肝移植のみが有効と考えられる[2,3]．わが国においては臓器移植法は成立したものの，死体肝移植はいまだ1例も行われておらず，おもに小児に，最近は成人に対しても生体肝移植が行われつつあるのが現状である．劇症肝炎の肝移植適応基準としては，O'Gradyらのいわゆる London criteria, Bernuau らの Clichy criteria, Starzle らの Pittsburgh criteria などがあるが，わが国でのガイドライン[4]は表3に示すごとくである．

肝生検の目的，適応と禁忌，診断にあたっての注意事項

基本的には劇症肝炎の診断に肝生検は不要である．さらに，劇症肝炎の際には血小板減少や著明な凝固因子の欠乏をともない止血が困難なため，肝生検は禁忌とされてきた．

しかし例外的に，急性肝不全の病因として血液系などの悪性疾患（悪性リンパ腫，白血病など）による可能性があるが診断がつかない場合には，早期に肝生検を施行し，診断確定後はすみやかに化学療法を施行する必要がある．化学療法が奏効すれば，肝不全からの離脱は可能であり，この点が他の劇症肝炎とは決定的に異なっている．

近年，欧米では劇症肝炎に対する肝移植が普及してきている．この際，その適応の決めにくい場合に，肝のCT検査と並んで肝生検が行われることがある．Van Thiel[5]は，肝生検（超音波ガイド下あるいは手術による）により submassive necrosis が50％以上認められれば肝移植を行うとしている．しかし，肝の部位により壊死の程度が異なるとする報告[6]もあり，肝生検の場合は注意を要する．

超音波ガイド下肝生検を行う場合には，プロトロンビン時間が著明に延長しているため，血小板減少がある場合には血小板数を80000/μl以上[7]にすべく血小板輸血を行う必要がある．また，凝固異常を改善すべく血漿交換を行う[8]ことが必須とされている．

表3 劇症肝炎における肝移植適応のガイドライン（案）

I）脳症発症時に次の5項目のうち2項目を満たす場合は死亡と予測して肝移植の登録を行う
  1．年齢＞45歳
  2．亜急性型
  3．プロトロンビン時間＜10％
  4．血清総ビリルビン濃度≧18 mg/dl
  5．直接/総ビリルビン比≦0.67
II）治療開始（脳症発現）から5日後における予後の再予測
  1．脳症がI度以内に覚醒，あるいは昏睡度でII度以上の改善
  2．プロトロンビン時間が50％以上に改善

以上の項目のうちで，認められる項目数が
　2項目以上の場合：生存と予測して肝移植の登録を取り消す
　0または1項目の場合：死亡と再予測して肝移植の登録を継続する

生検診断のポイント

劇症肝炎の病理形態像はおもに病期によって決定されると考えられる．すなわち，肝壊死の程度および分布，出血の有無とその程度および分布，再生の有無とその程度などによって決定される．病理組織像としては，広範（亜広範）な肝壊死が特徴的で，壊死部では肝細胞が消失し，鍍銀線維の虚脱がみられることがある．個々の小葉でみると，びまん性に肝細胞の消失した肝壊死を認めるが，ときに門脈域周辺に肝細胞がわずかに残存することがある．したがって，ほとんどの小葉で肝細胞の消失した像のみられる massive hepatic necrosis（広範性肝壊死），あるいは一部の小葉では肝細胞の保たれる submassive hepatic necrosis（亜広範性肝壊死）の像が特徴的と考えられる．壊死部には出血がみられることが多く，肉眼的には赤色となる．早期には，肝細胞索の崩壊がみられるものの，肝細胞は壊死に陥りながらその形を保っている場合もある．発症後2週間以上経過した場合には，再生結節が認められることがある．再生がはじまった肝臓は，痕跡をとどめず治癒すると考えられる．武藤[9]は，肝壊死の程度，肝再生の状態から4型に分類している．I型：巣状壊死，II型：亜広範性壊死，III型：広範性壊死，IV型：肝再生の認められるものに分類さ

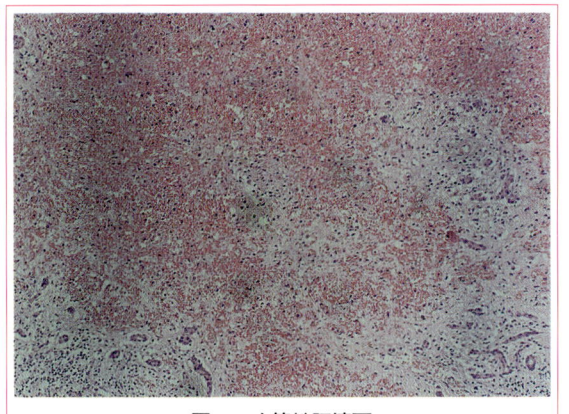

図1　広範性肝壊死
劇症肝炎急性型，第20病日，剖検例：39歳，女性（HE染色）．

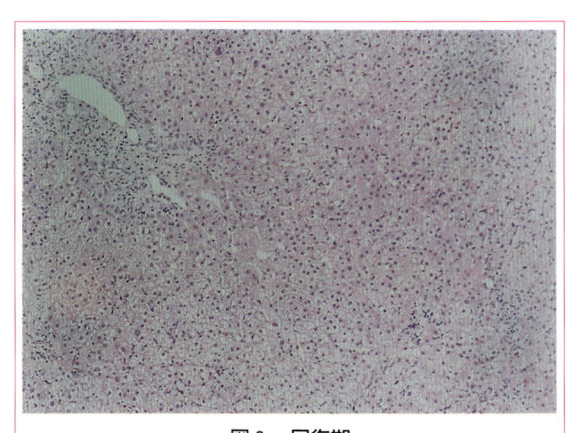

図3　回復期
劇症肝炎急性型，第33病日，生検例：24歳，女性（HE染色）．

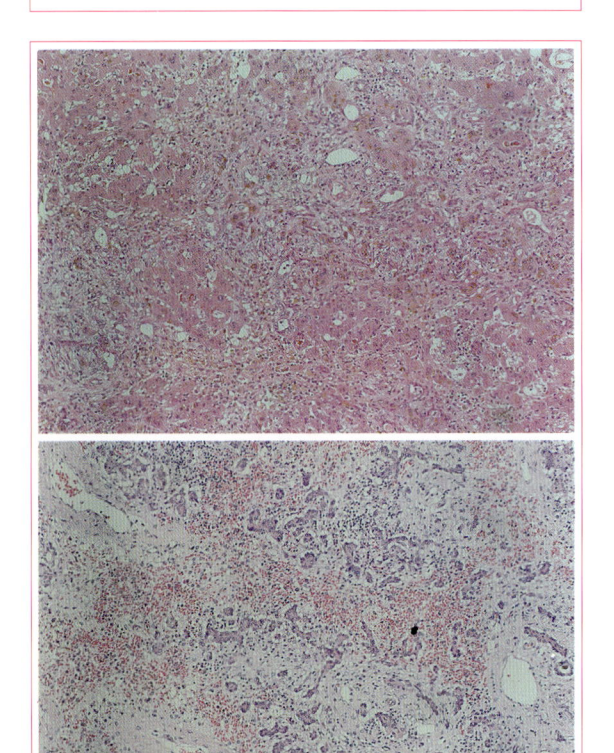

図2　亜広範性肝壊死
劇症肝炎亜急性型，第20病日，剖検例：79歳，男性（HE染色）．

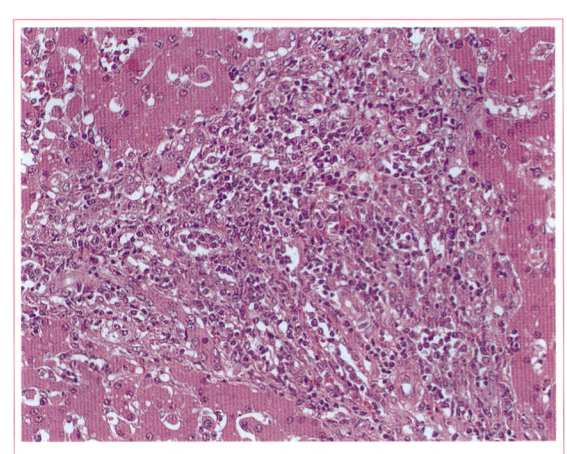

図4　悪性リンパ腫細胞の肝臓への浸潤
化学療法により昏睡から覚醒するも肺出血で死亡，剖検例：48歳，女性（HE染色）．

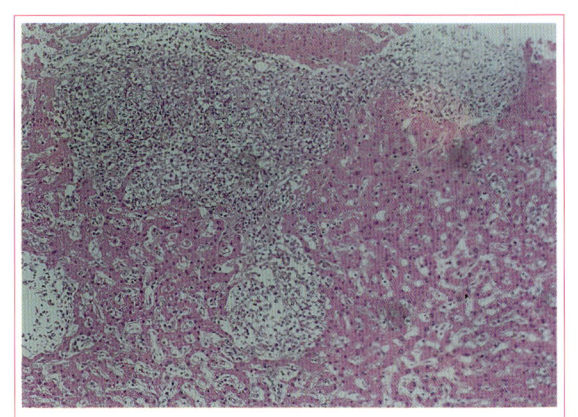

図5　悪性リンパ腫細胞の肝臓への浸潤
昏睡なし，剖検例：74歳，女性（HE染色）．

れ，劇症肝炎急性型では亜広範性から広範性壊死を示すもの（II，II＋III，III型）が約90％を占め，一方，亜急性型ではその頻度は約50％と減少し，IV型が約40％を占めるとしている．

遅発性肝不全（LOHF）の場合には，帯状壊死以上の肝細胞崩壊を示し，bridging necrosis をきたすもの，あるいは壊死が隣接小葉に波及し，亜広範性肝壊死を主体とし，それに門脈域を中心とした細胆管増殖，線維増生を認めるもの，さらに残存肝細胞集団の結節形成のみられる場合など多彩な像を示す．LOHFの場合には，治癒しても30〜40％は肝硬変となるとされている．

実際の組織像を図1から図5に提示する．図1は広範性肝壊死を，図2は亜広範性肝壊死を，図3は回復期を，図4，図5は悪性リンパ腫細胞の肝臓への浸潤を示す．

組織診断からみた鑑別疾患

はじめに述べたごとく，肝生検の適応が限られるため，特別の鑑別疾患は存在しない．

おわりに

特別な場合以外には，劇症肝炎においては，肝生検は適応とならず，当科ではこれまで昏睡のある時期での肝生検は行なっていない．

文献

1) 犬山シンポジウム記録刊行会：第12回犬山シンポジウム—A型肝炎・劇症肝炎，p.110，中外医学社，東京，1982
2) O'Grady JG, Alexander GJM, Thick M, et al.: Outcome orthotopic liver transplantation in the ethiological and clinical variants of acute liver failure. Q J Med 69: 817-824, 1988
3) Vickers C, Neuberger J, Buckels J, et al.: Transplantation of the liver in adults and children with fulminant hepatic failure. J Hepatol 7: 143-150, 1988
4) 武藤泰敏：劇症肝炎における肝移植の適応．肝移植適応基準（市田文弘，他編），p.4-12，国際医書出版，東京，1991
5) Van Thiel DH: When should a decision to proceed with transplantation actually be made in cases of fulminant or subfulminant hepatic failure: at admission to hospital or when a donor organ is made available? J Hepatol 17: 1-2, 1993
6) Hanau C, Munoz SJ, Rubin R: Histopathological heterogeniety in fulminant hepatic failure. Hepatol 21: 345-351, 1995
7) Sherlock S, Dooley J: Chapter 3, Biopsy of the liver. Disease of the Liver and Biliary System (tenth edition), p.33-42, Blackwell Science, Oxford, 1997
8) Munoz SJ, Ballas SK, Moritz MJ, et al.: Perioperative management of fulminant and subfulminant hepatic failure with therapeutic plasma-pheresis. Transplant Proc 21: 3535-3536, 1989
9) 武藤泰敏：劇症肝炎・亜急性肝炎．ウイルス肝炎—肝感染症，最新内科学大系48，p.205-229，中山書店，東京，1991

4. 慢性肝炎

はじめに

　慢性肝炎とは6ヵ月以上肝臓に炎症が持続，あるいは続いていると思われる病態であり，わが国においては，その90%以上がB型あるいはC型肝炎ウイルスの感染が原因となっている．慢性肝炎は，炎症が持続すれば肝硬変，さらには肝細胞癌へと進行すること，またこの段階では患者の肝機能が比較的保たれていることから，抗ウイルス療法を含めた種々の治療の対象となることが多く，その適応を決定するためにも肝生検が必要となる．

概念および分類

　慢性肝炎の分類は，ヨーロッパでは，1968年に初めて『Lancet』に掲載[1]されて以後，それを基本とした基準が使用されてきた．一方，わが国においては，「慢性肝炎とは，6ヵ月以上肝臓に炎症が持続，あるいは続いていると思われる病態である」で始まる慢性肝炎の肝組織診断基準（1979年8月，第11回犬山シンポジウム）[2]が，15年のあいだ使われてきたが，その間，C型肝炎ウイルスの発見をはじめとする分子ウイルス学の顕著な発展があり，また，B型およびC型慢性肝炎から肝硬変，さらには肝細胞癌への進展過程も明らかとなったことから，肝細胞癌を視野に入れた肝組織診断が必要になってきた．

　1994年に，岡山大学辻孝夫教授らを中心に，新しい慢性肝炎の診断基準の作成が進められ，同年の第18回犬山シンポジウムにおいて，新犬山分類としてスコア化を中心とした分類が提唱された（表1）[3]．新基準の特徴は，線維化の程度によりstagingし，同時に肝炎のactivityもスコア化し，慢性肝炎をこれら2つのパラメーターにより分類しようというものである．他方，欧米にお

表1　慢性肝炎の新しい肝組織診断基準

慢性肝炎とは6ヵ月以上の肝機能異常とウイルス感染が持続している病態をいう．
　組織学的には門脈域にリンパ球を中心とした細胞浸潤があり，実質内に種々の程度の肝細胞変性・壊死を認める．
　炎症・壊死の程度により，活動性（active：Ac）と非活動性（inactive：InAc）に区分される．すなわち，活動性の評価はpiecemeal necrosis, 小葉内細胞浸潤と肝細胞の変性ならびに壊死（spotty necrosis, bridging necrosisなど）で行う．
　さらに線維化（F）の程度によりF0〜F3までの4段階に区分する．

<付記>
　F0：線維化なし
　F1：門脈域の線維性拡大
　F2：bridging fibrosis
　F3：小葉のひずみをともなうbridging fibrosis

<表記法>
　Chronic hepatitis, active, F3：
　　　　　　　　　　CH（Ac/F3）
　Chronic hepatitis, inactive, F1：
　　　　　　　　　　CH（InAc/F1）

その後，活動性，非活動性という表現をやめ，右記のgradingを行うこととなった．

新犬山分類によるGrading（Activity）の定義
　A0：None to Minimal
　A1：Mild
　A2：Moderate
　A3：Severe

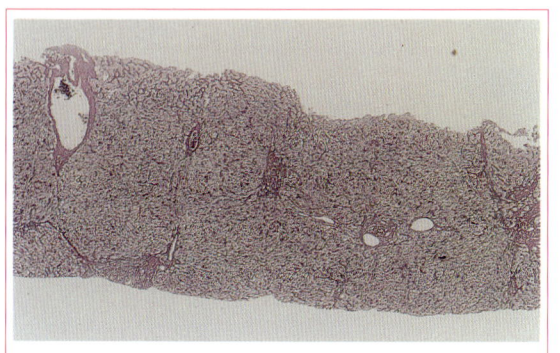

図1　F0の肝組織像

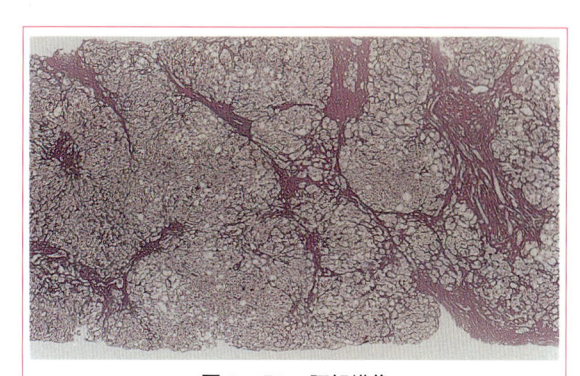

図4　F3の肝組織像
門脈域は，線維性に拡大しP-PあるいはP-C bridgingは認めるが，再生結節の形成にいたっていない．

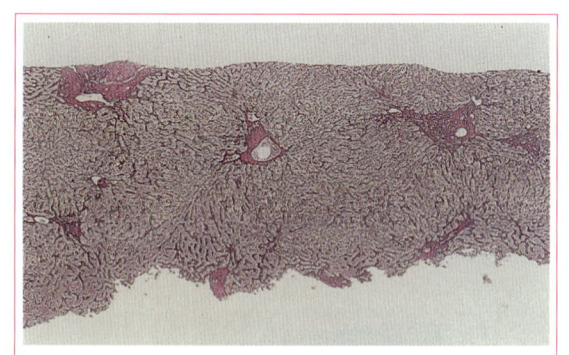

図2　F1の肝組織像
門脈域は，線維でわずかに拡大しているが，P-PあるいはP-C bridgingは認めない．

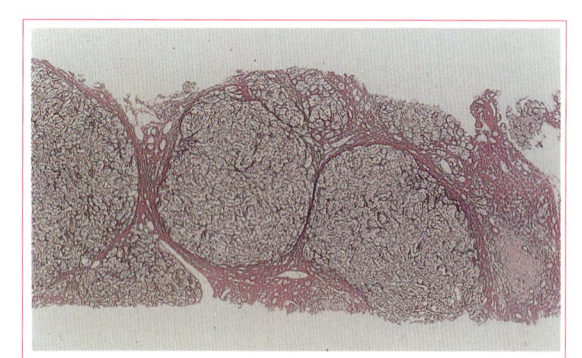

図5　F4の肝組織像
肝全体に再生結節を認め，肝硬変となっている．

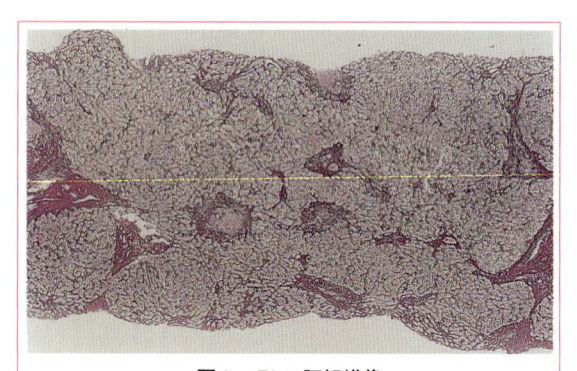

図3　F2の肝組織像
門脈域は，線維性に拡大しP-PあるいはP-C bridgingを一部に認める．

表2　C型慢性肝炎に対するインターフェロン療法の効果を左右する因子（多変量解析）

	p値
HCV-RNA	p=0.0002
genotype	p=0.0004
Staging	p=0.0505
Grading	p=0.3783

いても，1994年6月，雑誌『Hepatology』に同様の分類が国際肝臓学会（IASL）の委員を中心に発表された[4]．欧米の分類では，grading（activity）スコア化の際，KnodellのHistological activity index（HAI）scoreを用いていることなど細かい点で異なっているものの，これで初めて欧米と同じ土俵の上で，慢性肝炎を議論できるようになったといえる．

①線維化の程度によるstaging

線維化の程度によりF0（図1），F1（図2），F2（図3），F3（図4），F4（図5）に分けられる．犬山シンポジウムの肝組織診断基準では，慢

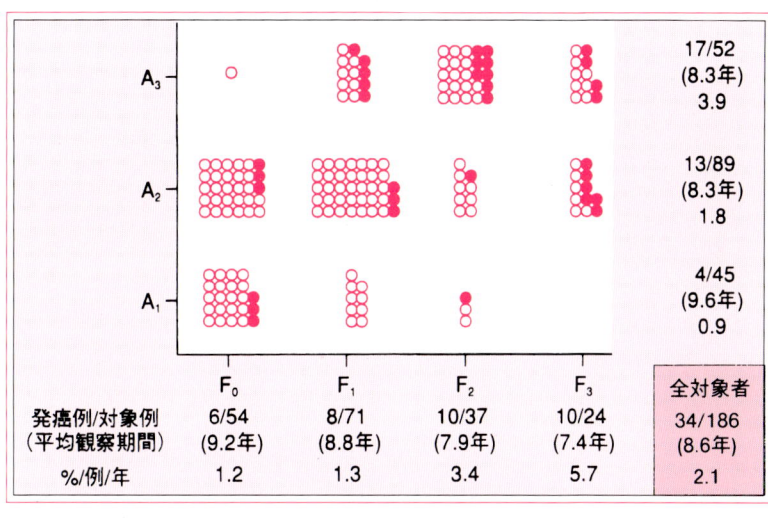

図6 C型慢性肝炎からの経過発癌
(1968〜1994年, 186例)
● 発癌例　　○ 非発癌例
初回肝生検時のStaging, Gradingからみた発癌の予知. 対象は2回以上肝生検を施行し, 発癌の有無が確認された症例.

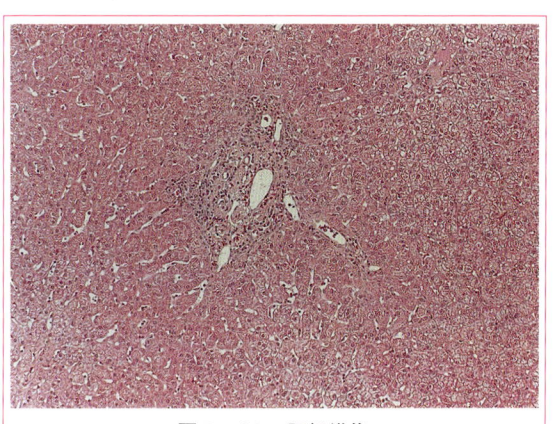

	F_0	F_1	F_2	F_3	全対象者
A_3					17/52 (8.3年) 3.9
A_2					13/89 (8.3年) 1.8
A_1					4/45 (9.6年) 0.9
発癌例/対象例 (平均観察期間)	6/54 (9.2年)	8/71 (8.8年)	10/37 (7.9年)	10/24 (7.4年)	34/186 (8.6年)
%/例/年	1.2	1.3	3.4	5.7	2.1

図7 A0の肝組織像
門脈域には, ほとんど細胞浸潤を認めない.

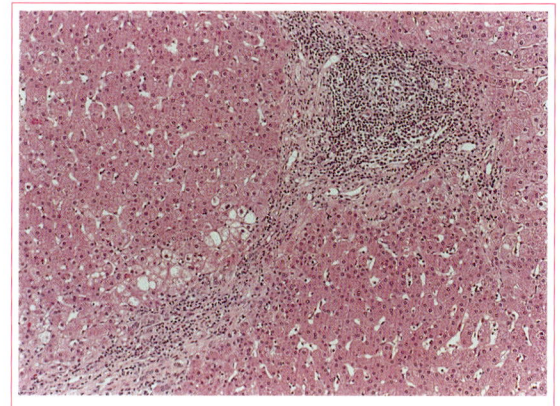

図9 A2の肝組織像
門脈域に中等度の単核球浸潤と実質内の壊死, 炎症反応, piecemeal necrosis, 肝細胞の変性を認める.

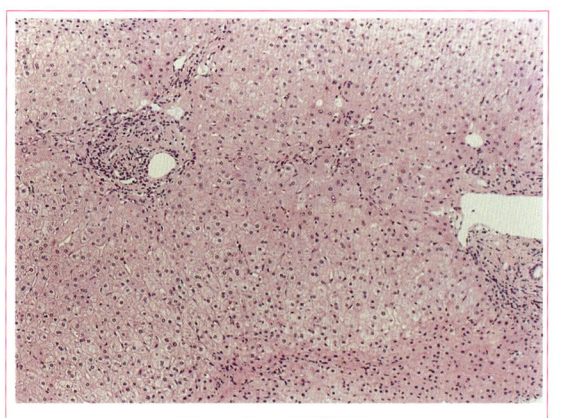

図8 A1の肝組織像
門脈域には, 単核球の浸潤を認めるが, 肝実質内には, 壊死, 炎症反応をわずかに認めるのみである.

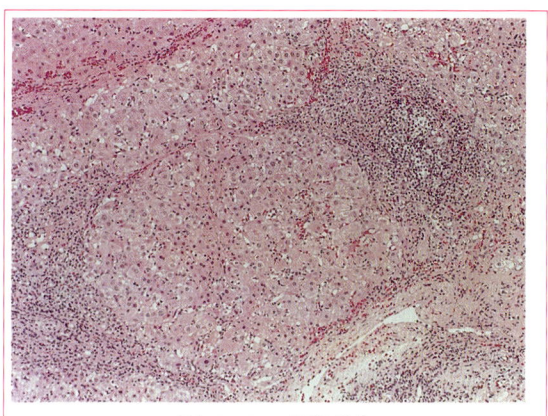

図10 A3の肝組織像
図9の変化がさらに顕著になっている.

表3 C型およびB型慢性肝炎における肝生検組織中の特徴的病理所見の比較

	C型慢性肝炎	B型慢性肝炎	p
リンパ球の濾胞様集簇	37(8)*/90 (41.1%)	17(5)*/81 (21.0%)	0.01
小葉間胆管病変	31/90 (34.4%)	9/81 (11.1%)	0.01
大脂肪滴	26/90 (28.9%)	10/81 (12.3%)	0.01
小脂肪滴	10/90 (11.1%)	14/81 (17.3%)	----
多核肝細胞	2/90 (2.2%)	1/81 (1.2%)	----

( )*は芽中心をともなう

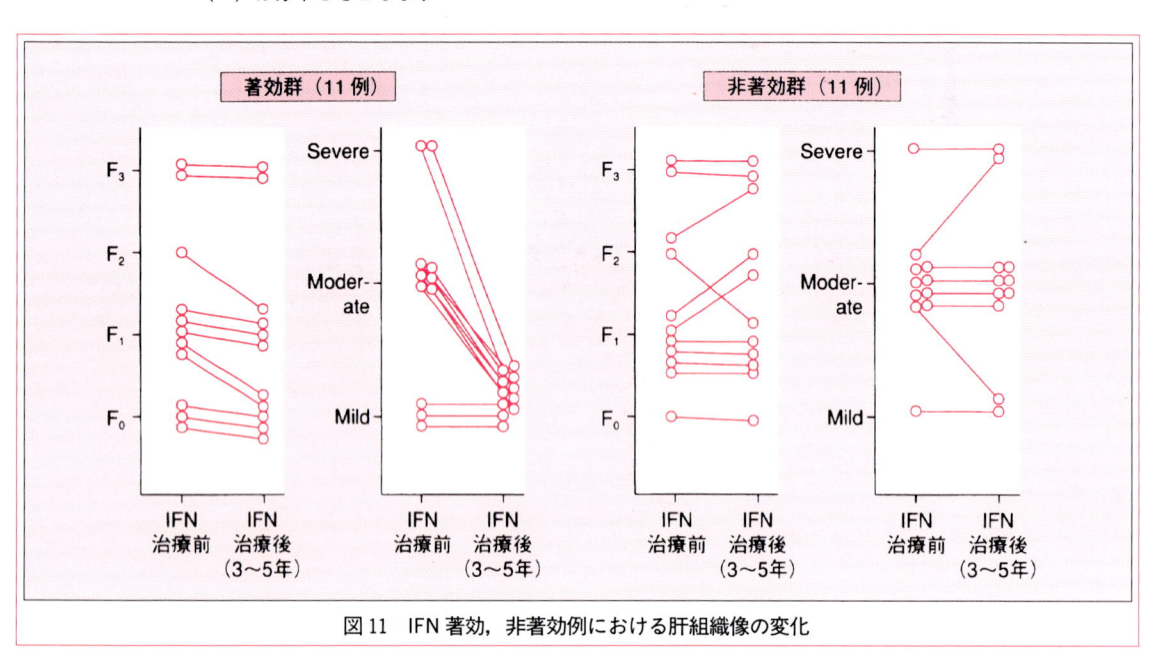

図11 IFN著効，非著効例における肝組織像の変化

性肝炎の肝組織像の基本を，門脈域における円形細胞浸潤と線維の増生とし，後者をともなわないものを persistent hepatitis と定義していたが，C型急性肝炎から遷延慢性化する症例では，発症後長年にわたってほとんど線維化が進展しない例も多いことなどから，新基準では門脈域の線維増生を必須とはしていない．線維化はC型慢性肝炎に対するインターフェロン（IFN）治療後にウイルスが排除された場合などを除き，徐々に，またB型慢性肝炎ではときに急速に進展し，文字通り肝硬変に至る stage を表すものと考えられ，さらに，staging により無治療の際の発癌率を予測できることも重要な点である（図6）．

治療に関しては，C型慢性肝炎に対するIFN治療の効果を左右する重要な因子は，血中のウイルス量とウイルスの genotype であるが，staging に関してもスコアが大きくなるにつれて IFN の効果は悪く（表2），F2以降の症例において著効が期待できるものはウイルス量が 10^5 copies/ml 以下の例だけであることも報告されている[5]．このように，staging は特にC型慢性肝炎の患者の治療，予後を考えるうえできわめて重要な因子と考えられる．

② Activity

1994年1月，岡山で提案された基準では，active と inactive の2つに分類されたが，同年の犬山シンポジウムにて，A0（図7），A1（図8）（＝mild），A2（図9）（＝moderate），A3（図10）（＝severe）と4段階に分けられた．Activity は，piecemeal necrosis，小葉内細胞浸潤と肝細胞の変性ならびに壊死（spotty necrosis, bridging necrosis など）で行うとされるが，その評価は主観的にならざるをえない面がある．さらに，activity の恒常性，血清GPT値と肝組織のactivityとの関連など，臨床家にとってより

身近な問題に関してもいまだ不明な点が多いのも事実である．しかしながら，従来の犬山分類ではpiecemeal necrosis に重きを置いていた activity の診断が，小葉内の壊死炎症反応も同等に扱われ，より全体的な肝組織の activity の評価に近づいたと考えられる．

C型慢性肝炎の場合，bridging necrosis や著明な piecemeal necrosis をともなうことが少なく，線維化の程度とともにリンパ球が集まる傾向がみられ[6]，予後を考える場合 activity よりも fibrosis を重視する向きもみられるが，アルコール性肝障害を別にして，ウイルス肝炎においては本来 active な肝細胞壊死があってはじめて線維が増生すると考えられ，activity と fibrosis の進展との関連については，今後さらに明らかにしてゆく必要があると思われる．

発症機序

B型およびC型肝炎ウイルスは，いずれも直接の肝細胞障害作用（cytopathic effect）はなく，ウイルス感染細胞に対する宿主の免疫反応がいわゆる壊死炎症反応を引き起こすと考えられている．その際の標的抗原は，B型肝炎の場合，HBc抗原やHBs抗原が[7]，C型肝炎の場合，コア，無構造蛋白を含む種々の抗原が想定[8]されているが，これらは主として肝内浸潤リンパ球および末梢血リンパ球の細胞障害性からの検討であり，肝内においてこれらの抗原特異的リンパ球が直接抗原表出細胞を障害するという現象は，B型慢性肝炎ウイルストランスジェニックマウスを用いたモデル[9]において示されているにすぎない．また，その急性肝炎モデルにおいても大多数の肝細胞を障害しているのは抗原非特異的単核球であり（私信），ヒトの慢性肝炎肝組織内において実際にどのような免疫機序で肝炎が起きているのか，また，なぜ急性肝炎のようにウイルス排除にまで至らないのかなど，ほとんどわかっていない．さらに，門脈域のリンパ球浸潤の肝細胞障害における意義（piecemeal necrosis を除いて），肝炎の持続における肝線維化の意義，B型とC型慢性肝炎の免疫学的発症機序と肝組織像の相違との関連など慢性肝炎の病態形成に関しては解明されていない点が多々あると思われる．

病因別肝組織像

現在は，B型，C型ともに血清学的診断が容易となり，肝組織はこれらを鑑別するために必要とはいえないが，胆管病変，リンパ球の濾胞様集簇，脂肪変性，特に大脂肪滴などはC型でより顕著であると報告されている（表3）[10]．

①胆管病変

C型慢性肝炎ではB型に比べ胆管上皮細胞の腫大空胞化や多層化，リンパ球や形質細胞の浸潤をともなうことが多いが，原発性胆汁性肝硬変と異なり，胆管上皮細胞のHLAクラスII抗原表出の増強は認められず，病因的にその障害機序は異なっていると想定されている．

②門脈域のリンパ球濾胞様集簇

慢性肝炎の門脈域にリンパ球の濾胞様集簇が出現することは，以前より指摘されていたが，これもB型よりC型に多いことが明らかとなっている．その機序および意義は不明であるが，われわれの検討では，その中心的構成成分の一つであるBリンパ球に clonality が認められることにより，何らかの持続的抗原刺激により惹起された clonal な反応であることが考えられる．

③肝細胞の脂肪変性

脂肪変性には，いろんな type があり，また，その病因も多彩であるが，C型では大脂肪滴が多いと報告されている．

その他，ウイルス感染以外に慢性肝炎様の組織像を呈するものに，薬剤性肝障害，自己免疫性肝炎，α_1アンチトリプシン欠損症，あるいはWilson病があげられるが，その詳細はそれぞれの掲載号を読んでいただきたい．

IFN治療と肝組織像

IFN治療の効果予測と肝組織の関連は上述したが，C型慢性肝炎に対してIFN投与の保険適応が認められてから6年が経過し，IFN治療により著効が認められた症例の組織学的改善についてもいろいろ報告されてきている．それらによると，著効例における3～5年後の変化についての

検討では，activity は著明に改善するものの，staging に関しては線維が細くなるなど改善傾向は認められるが，大きな変化としては捉えられないようである（図11)[11]．この点に関しては，今後より長期の経過観察による検討が必要と思われる．IFN 治療の最終目標は発癌を予防することであるが，著効，再燃および無効群における IFN 治療3年後の補正累積肝細胞発癌発生率は，それぞれ0.9%，4.0%，16.5%と予測され，IFN 治療により HCV が排除され血清 ALT が正常化すれば，肝細胞癌の発生は有意に抑制される[12]．

おわりに

分子生物学や分子ウイルス学あるいは免疫学などがめざましい進歩を遂げたとはいえ，肝臓病の診断，病態の理解，治療法の選択および予後の推定における肝生検診断の重要性は，現在も少しも変わっていない．

文献

1) DeGroote J, Desmet VJ, Gedick P, et al.: A classification of chronic hepatitis. Lancet ii : 626-628, 1968
2) 犬山シンポジウム記録刊行会，編：慢性肝炎の新しい診断基準，附) 肝硬変の分類．第11回犬山シンポジウム記録，中外医学社，東京，1983
3) 市田文弘，辻 孝夫，小俣政男，他：慢性肝炎の新しい診断基準．第18回犬山シンポジウム記録，p.38-41，中外医学社，東京，1994
4) Desmet VJ, Gerber M, Hoofnagle JH, et al.: Classification of chronic hepatitis : diagnosis, grading and staging. Hepatology 19 : 1513-1520, 1994
5) 進藤道子：新分類と IFN 療法の効果予測．新しい慢性肝炎の分類．その読み方と臨床応用（小俣政男，編)，p.64-67，南江堂，東京，1996
6) 小俣政男：新犬山分類による Grading (Activity) の読み方．新しい慢性肝炎の分類．その読み方と臨床応用（小俣政男，編)，p.64-67，南江堂，1996
7) Chisari FV, Ferrari C : Hepatitis B virus immunopathogenesis. Annu Rev Immunol 13 : 29-60, 1995
8) Koziel MJ, Dudley D, Afdhal N, et al.: HLA class I -restricted cytotoxic T lymphocytes specific for hepatitis C virus. Identification of multiple epitopes and characterization of pattern of cytokine release. J Clin Invest 96 : 2311-2321, 1995
9) Ando K, Guidotti LG, Wirth S, et al.: Class I -restricted cytotoxic T lymphocytes are directly cytopathic for their target cells in vivo. J Immunol 152 : 3245-3253, 1994
10) 山田剛太郎：慢性肝炎．肝生検診断の実際（辻井 正，監)，p.30-47，中外医学社，1995
11) 横須賀収：新分類と IFN 療法後の組織寛解．新しい慢性肝炎の分類—その読み方と臨床応用（小俣政男，編)，p.95-98，南江堂，1996
12) 林 紀夫：C型慢性肝炎に対するインターフェロン療法の現況と問題点．肝臓 37 : 539-542, 1996

5. 自己免疫性肝炎

はじめに

　自己免疫性肝炎はその病因として生体の自己免疫学的反応が深く関与していると考えられる慢性活動性肝炎であり，女性に好発することや各種の自己抗体陽性，高γグロブリン血症が病態の特徴とされる．また1950年代の最初の報告から現在にいたるまで，慢性肝炎を引き起こす肝炎ウイルスの発見や免疫学の進歩とともにその疾患概念が変化してきた点も本症の特徴といえる．本稿では自己免疫性肝炎の生検診断におけるポイントとともに疾患概念の変遷や診断について述べる．

概念と診断基準

　自己免疫性肝炎の病態については1950年のWaldenstromらによる初めての報告に引き続いて，"hyperglobulinemia in young women" (Kunkel, 1951年)，"chronic liver disease in young women" (Bearn, 1956年)，"active juvenile cirrhosis" (Read, 1963年) など，若い女性に好発し血清γグロブリンの高値を示す慢性肝疾患としての報告がなされた．1956年MackayらはLE細胞現象に着目し，全身性エリテマトーデスに類似していることからこれらの病態に対してルポイド肝炎という呼称を唱えたが，SLE様疾患からの独立性については明確ではなかった．しかし1965年にMackayらはこのような慢性活動性肝炎における肝細胞障害において自己免疫学的機序が重要な役割を果たすと考え，自己免疫性肝炎と命名し表1に示す特徴をあげた[1]．これが現在までの病態概念のほぼ基本となっている．その後1972年にはMacLachlanらが自己免疫性肝炎に抗核抗体（ANA）が高頻度に認められることを，Mackayらがヒト白血球抗原（human leukocyte antigen：HLA）と自己免疫性肝炎に関連があることを報告し，いずれも以後，自己免疫性肝炎の診断に大きく寄与することとなった．

　日本では1979年から厚生省難治性の肝炎調査研究班の自己免疫性肝炎分科会による検討が開始され1988年には最初の診断基準が設定された．国際的にも人種や地域による相違点を考慮して1992年には国際診断基準が提唱され，病名が"autoimmune hepatitis"に統一された[2]．この基準では性差や血液検査所見，病理所見などの各項目ごとにスコアを設けて合計点数により評価を行う点が特徴であるが，ウイルス感染についてはB型肝炎ウイルス（HBV）やC型肝炎ウイルス（HCV）陽性をマイナス点としている（表2）．1996年には日本でも病理診断に関しては国際診断基準を参考とする新しい診断指針が示され[3]，ウイルス感染については陰性であることを原則としている．しかし本邦ではHCV陽性の自己免疫性肝炎があることを註としてあげ，治療指針としてもHCV陽性例に関する条項が述べられている（表3）．いまだ自己免疫性肝炎の病因については不明な点が多いが，最近の分子生物学的研究の進

表1　自己免疫性肝炎の特徴

Active chronic hepatitis has the following characteristics：
(1) The disease is persistently active for at least six months usually with relapsing or continuing jaundice；
(2) Activity is further manifested by highly elevated levels of serum transaminase, sometimes over 1,000 units；
(3) The elevated serum gamma globulin level ranges from 2.0 to 6.0 gm, per 100 ml；
(4) The biopsy reveals patchy or "piecemeal" hepatocellular necrosis, regeneration, diffuse lymphoid infiltration, and fibrisis progressing to cirrhosis；
(5) The serum may show various autoantibody reactions；
(6) The disease, in the early stages at least, is improved by immunosuppressive drugs including corticosteroids and 6-mercaptopurine.

(Mackay, et al.：Autoimmune hepatitis. Ann NY Acad Sci 124：767-780, 1965[1])

表2 自己免疫性肝炎の診断基準 (Scoring system) (International autoimmune hepatitis group, 1993)

(1) Minimum required parameters	
Parameters	Score
Gender	
Female	+2
Male	0
Serum biochemistry	
Ratio of elevation of serum alkaline phosphatase vs. aminotransferase	
>3.0	−2
<3.0	+2
Total serum globulin, γ-globulin or IgG	
Times upper normal limit	
>2.0	+3
1.5〜2.0	+2
1.0〜1.5	+1
<1.0	0
Autoantibodies (titers by immunofluorescence on rodent tissues)	
Adults	
ANA, SMA or LKM-1	
>1:80	+3
1:80	+2
1:40	+1
<1:40	0
Children	
ANA or LKM-1	
>1:20	+3
1:10 or 1:20	+2
<1:10	0
or SMA	
>1:20	+3
1:20	+2
<1:20	0
Antimitochondrial antibody	
Positive	−2
Negative	0
Viral markers	
IgM anti-HAV, HBsAg or IgM anti-HBc positive	−3
Anti-HCV positive by ELISA and/or RIBA	−2
Anti-HCV positive by PCR for HCV RNA*	−3
Positive test indicating active infection with any other virus	−3
Seronegative for all of the above	+3
Other etiological factors	
History of recent hepatotoxic drug usage or parenteral exposure to blood products	
Yes	−2
No	+1
Alcohol (average consumption)	
Male<35 gm/day ; female<25 gm/day	+2
Male 35-50 gm/day ; female<25-40 gm/day	0
Male 50-80 gm/day ; female 40-60 gm/day	−2
Male>80 gm/day ; female>60 gm/day	−1
Genetic factors	
Other autoimmune diseases in patient or first-degree relatives	+1

(2) Additional parameters	
Parameters	Score
Histology	
Chronic active hepatitis with piecemeal necrosis	
With lobular involvement and bridging necrosis	+3
Without lobular involvement and bridging necrosis	+2
Rosetting of liver cells	+1
Marked/predominantly plasma cell infiltrate	+1
Biliary changes	−1
Any other changes (e.g., granulomas, siderosis and copper deposits) suggestive of a different etiology	
Autoantibodies	
In patients who are seronegative for ANA, SMA, and LKM-1	
Any defined "liver autoantibody" (e.g., antibodies to SLA, ASGP-R, LSP, LC1, LP, HHPM and sulfatide)	
Positive	+2
Negative	0
Genetic factors	
HLA B 8-DR 3 haplotype, or DR 4 allotype	+1
Response to therapy	
Complete response	+2
Partial response	0
Treatment failure	0
No response (in terms of disease activity)	−2
Relapse during or after treatment withdrawal after complete initial response	+3

"Interpretation of aggregate scores : definite AIH, greater than 15 before treatment and greater than 17 after treatment ; probable AIH, 10 to 15 before treatment and 12 to 17 after treatment.

SLA=soluble liver antigen ; LSP="liver-specific membrane lipoprotein" preparation ; LCI=liver-cytosolic antigen ; LP=liver-pancreas antigen ; HHPM=human hepatocyte plasma membrane antigen ; HLA=human leukocyte antigen.

"Interpretation of aggregate scores : definite AIH, greater than 15 before treatment and greater than 17 after treatment ; probable AIH, 10 or 15 before treatment and 12 to 17 after treatment.

Anti-HAV=hepatitis A virus antibody ; anti-HBc=HBc antibody ; anti-HCV=HCV antibody ; RIBA=recombinant immunoblot assay ; PCR=polymerase chain reaction.

* : "Anti-HCV positive by ELISA and/or RIBA, and HCV RNA positive by PCR" が正しい.

表3 自己免疫性肝炎診断指針

I. 概念
　中年以降の女性に好発し，慢性に経過する肝炎であり，肝細胞障害の成立に自己免疫機序が想定される*. 診断にあたっては肝炎ウイルス**，アルコール，薬物による肝障害，および他の自己免疫疾患に基づく肝障害を除外する．免疫抑制薬，とくにコルチコステロイドが著効を奏す***.

II. 主要所見
　1. 血中自己抗体（とくに抗核抗体，抗平滑筋抗体など）が陽性．
　2. 血清γグロブリン値またはIgG値の上昇（2 g/dl以上）．
　3. 持続性または反復性の血清トランスアミナーゼ値の異常．
　4. 肝炎ウイルスマーカーは原則として陰性**.
　5. 組織学的には肝細胞壊死所見およびpiecemeal necrosisをともなう慢性肝炎あるいは肝硬変であり，しばしば著明な形質細胞浸潤を認める．時に急性肝炎像を呈する．
　（註）
　　* ：本邦ではHLA-DR4陽性症例が多い．
　　** ：本邦ではC型肝炎ウイルス血症をともなう自己免疫性肝炎がある．
　　***：C型肝炎ウイルス感染が明らかな症例では，インターフェロン治療が奏功する例もある．

III. 診断
　上記の主要所見1から4より自己免疫性肝炎が疑われた場合，組織学的検査を行い，自己免疫性肝炎の国際診断基準を参考に診断する．

IV. 治療指針
　1. 診断が確定した例では原則として免疫抑制療法（プレドニゾロンなど）を行う．
　2. プレドニゾロン初期投与量は十分量（30 mg/日以上）とし，血清トランスアミナーゼ値の改善を効果の指標に漸減する．維持量は血清トランスアミナーゼ値の正常化をみて決定する．
　3. C型肝炎ウイルス血症をともなう自己免疫性肝炎の治療にあたっては
　　a．国際診断基準（Scoring system）でのスコアが高い症例ではステロイド治療が望ましい．
　　b．国際診断基準でのスコアが低い症例ではインターフェロン治療も考慮される．しかし，その実施にあたっては投与前のウイルス学的検索を参考に適応を決定する．投与開始後は血中ウイルス量，肝機能を測定し，明らかな改善がみられない場合にはすみやかに投与を中止し免疫抑制薬の使用を考慮する．

歩などにより，今後も新たな観点から診断基準が変貌していくことが予想される．

診　断

①症　状

厚生省自己免疫性肝炎分科会（1988年）の報告[4]によると初発症状として倦怠感，黄疸，食欲不振が多くの症例で認められていた．これらのウイルス肝炎でも認められる症状のほかに関節痛や発熱を初発とする例の少なくないことが自己免疫性肝炎の特徴といえる（表4）．

②血液検査所見

1）一般血液検査

自己免疫性肝炎においてはウイルス肝炎に比べて血沈，CRP値の上昇など炎症所見陽性例が多くの症例で認められる．

表4 自己免疫性肝炎164例の初発症状

(1) 症状なし	36例
（血液検査で	18例）
(2) 症状あり	128例
[症状]	
倦怠感	75例（59）
黄疸	45例（35）
食欲不振	34例（27）
関節痛	20例（16）
発熱	19例（15）
嘔気	18例（14）
発疹	8例（6）
腹痛	6例（5）
浮腫	5例（4）
腹水	5例（4）
月経異常	3例（2）
出血傾向	2例（2）
その他	かゆみ，腹痛，体重減少，吐血，感冒様症状，尿濃染，結膜充血，各1例

（　）：％．128例に対する割合

2）肝機能検査

ウイルス性肝炎と同様に血清トランスアミナーゼ値，膠質反応の高値が認められることが多い．また初発症状でも述べたように総ビリルビン値の上昇が認められる症例もある．初発症状や発症年齢が類似している原発性胆汁性肝硬変とは異なり胆道系酵素はあまり上昇しないことが多い．

3）血清蛋白

自己免疫性肝炎ではγグロブリン値またはIgG値の上昇が特徴とされる．診断指針でもγグロブリン値が2g/dl以上であることが主要所見とされている．

4）ウイルス学的検査

肝炎ウイルスの関与を確認するために各種ウイルス学的な検査が必要と考えられる．今日ではHBV感染と自己免疫性肝炎の関連は否定的であるが，HCV感染をともなう自己免疫性肝炎については診断指針にもその存在に関しての記載がある．

5）自己抗体

自己抗体の出現が自己免疫性肝炎の特徴とされ一般的には抗核抗体（ANA），抗平滑筋抗体（SMA）が測定される．その他に抗アシアロレセプター自己抗体や抗スルファチド抗体など肝細胞表面の膜成分を抗原とする自己抗体は自己免疫性肝炎の病因に関連するものとして注目される．本邦では少数例ではあるものの，抗肝腎ミクロソーム抗体（LKM-1抗体）陽性例が認められており，II型自己免疫性肝炎と分類されるがHCV感染の有無によってIIa，IIbに分類される．

③免疫学的検査

国際診断基準においてはHLAがadditional parameterの一つとされており，本邦ではほとんどの症例がHLA-DR4陽性である[5]．他の自己免疫疾患ではHLA抗原の違いによる免疫応答の差異で疾患感受性が決められるという機序が認められている例もあるが，自己免疫性肝炎ではその点は解明に至ってはいない．

④腹腔鏡検査，肝生検

自己免疫性肝炎では肝臓の全体像に特徴が認められることがあり，腹腔鏡検査が有用であることが多い．これは肝細胞壊死が激しいために部位によって病変の差が大きいという自己免疫性肝炎の特性が，広範な陥凹や赤色紋理として肝表面に現れるためである[6]．肝生検の特徴については別項で述べる．

治　療

自己免疫性肝炎の治療においては診断指針にも記載されているようにHCV感染の有無を考慮する必要がある．HCV抗体陰性の場合には一般的にプレドニゾロン30 mg/日から開始し，血清トランスアミナーゼ値などを参考としながら5 mg/2週間〜1ヵ月で減量し，最終的には10〜20 mg/日の維持量とする．HCV抗体陽性例では個々の症例ごとに国際診断基準（Scoring system）やウイルス量を考慮してステロイド治療，インターフェロン治療のいずれを選択するかを決定する必要がある．再燃症例や急性肝炎を呈する症例，すでに肝硬変へと進展している症例においても肝機能や全身状態に応じた治療が行われる．また最近では臨床的活動性の低い自己免疫性肝炎に対してUDCAが有効であるとの報告もある．

肝生検法

診断指針にも記載されているように血液検査所見でγグロブリン値の上昇，血清トランスアミナーゼ値異常，自己抗体の出現が認められる症例はすべて肝生検の適応があると考えられる．しかし自己免疫性肝炎では時に急性肝炎の状態で発見されることがあるため場合によっては治療を優先し，血清トランスアミナーゼ値がある程度落ち着いてから生検を施行するほうが望ましいこともある．また自己抗体の存在などから自己免疫性肝炎が疑われるものの，血液検査所見や画像診断からすでに肝硬変への進展が予想される場合には出血傾向や腹水の有無に留意する必要がある．生検法としては肝全体の形態学的な特徴を観察するために，超音波下で行うよりも腹腔鏡検査で施行すべきである．染色法としては一般的なヘマトキシリン・エオジン染色，アザン・マロリー染色のほかにジアスターゼ消化PAS染色が行われる．

図1

図2

図3

図4

図5

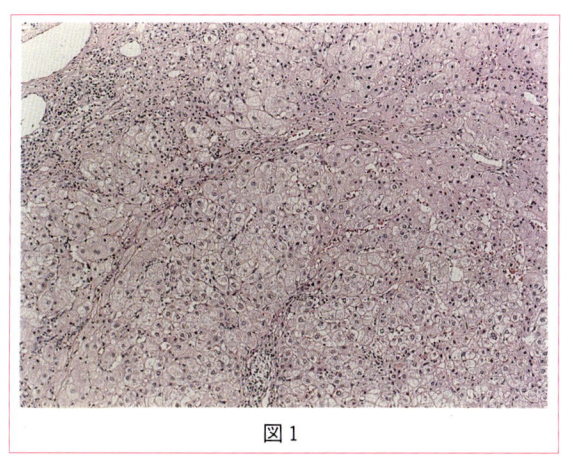

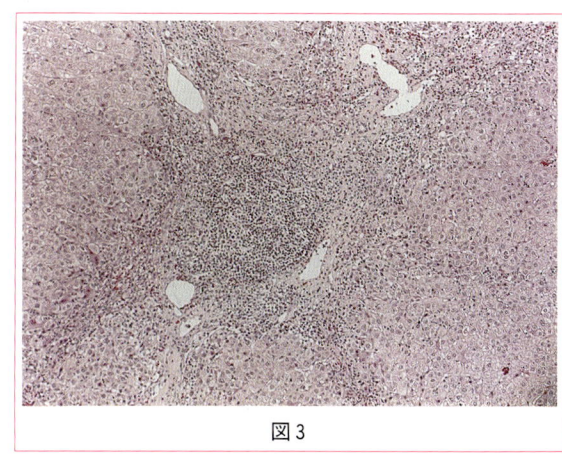

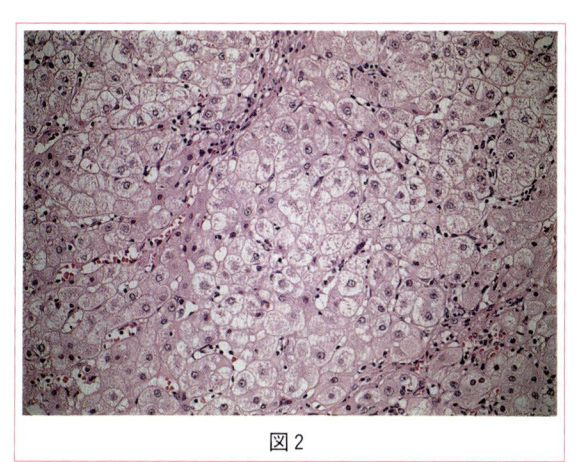

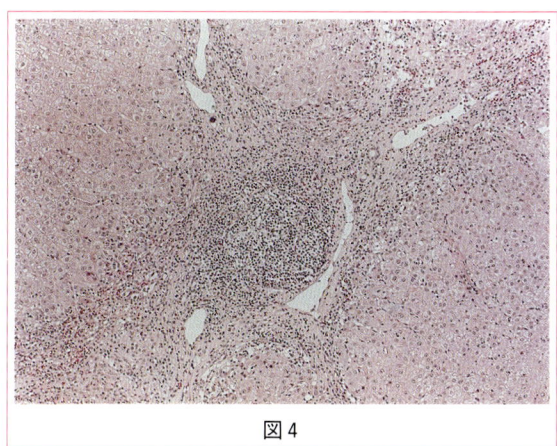

生検診断

　自己免疫性肝炎の大多数において肝生検組織は慢性活動性肝炎の像を呈する．旧犬山分類のウイルス肝炎の組織像と類似しており，限界板の破壊 piecemeal necrosis，実質の巣状壊死，bridging necrosis の程度により軽微，中等度，高度あるいは小葉改築傾向をともなう慢性活動性肝炎に分類される[7]．また慢性肝炎の段階だけでなく臨床病理学的に急性肝炎，肝硬変などの形態をとることもある．このように特徴的組織像に乏しく，国際診断基準でも組織所見は additional parameter とされている．しかし組織学的変化を総合的に評価することで自己免疫性肝炎を強く疑わせる場合もあり，本項ではそのような項目を中心に組織学的変化について述べる．

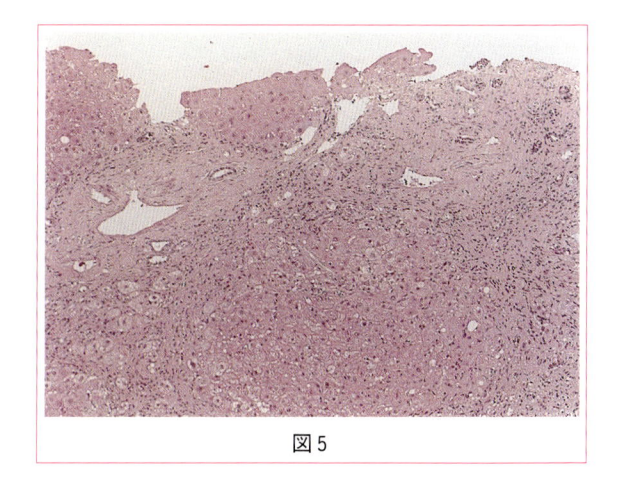

①肝実質域の変化

　自己免疫性肝炎の場合には小葉内でさまざまの程度での肝細胞の壊死や脱落が認められるが，帯状壊死，亜広範性壊死など癒合性の壊死を呈することが少なくない（図1）．また実質内の広範な虚脱にともなって細線維が認められ，その線維に

囲まれた島状の肝細胞が水腫様に変性して本来の索状配列とは異なったロゼットを形成する像が多くの症例で認められる（図2）．

②門脈域の変化

自己免疫性肝炎においては門脈域の形質細胞浸潤が特徴とされるが，実際にはリンパ球を主体とする炎症細胞浸潤である症例が多い（図3）．そのため自己免疫性肝炎の国際診断基準において形質細胞浸潤は他の組織所見と同様に additional parameter にすぎない．リンパ濾胞の形成（図4）も以前は自己免疫性肝炎の特徴とされたが，現在ではむしろC型慢性肝炎に高頻度で認められることが知られている．自己免疫性肝炎では細胆管の増生や胆管障害が認められることもあるが，前者はすべての肝疾患で観察される現象であり後者は原発性硬化性胆管炎にもっとも多く認められる所見である（図5）．

おわりに

近年，自己免疫性肝炎の診断基準は少しずつ変化を受けながら整えられてきた．しかし病因についてはいまだ不明な点が多く，また臨床的診断，治療についても問題が多く残されたままである．そのため自己免疫性肝炎の治療についてはそれぞれの症例ごとに慎重に方針を決定する必要があり，総合的判定を行うために肝生検診断の果たす役割は大きなものであると考えられる．

文 献

1) Mackay IR, Weiden S and Hasker J : Autoimmune hepatitis. Ann NY Acad Sci 124 : 767-780, 1965
2) Johnson PJ and MacFarlane IG : Meeting Report : International Autoimmune Hepatitis Group. Hepatology 18 : 998-1005, 1993
3) 戸田剛太郎：自己免疫性肝炎診断指針1996．肝臓 37 : 298-300, 1996
4) 岡 博, 戸田剛太郎, 池田有成：自己免疫性肝炎：全国調査．厚生省特定疾患"難治性の肝炎"調査研究班, 自己免疫性肝炎分科会．昭和63年報告書, p. 237-241, 1989
5) Seki T, Kiyosawa K, Inoko H, et al. : Association of autoimmune hepatitis with HLA-Bw 54 and DR 4 in Japanese patients. Hepatology 12 : 1300-1304, 1990
6) 佐伯俊一, 大竹寛雄：自己免疫性肝炎の肝表面像．消化器内視鏡 7 : 752-753, 1995
7) 打越敏之, 前山史郎：自己免疫性肝炎の組織像．臨床消化器内科 9 : 1967-1982, 1994

6. 代謝性肝疾患

はじめに

臨床医が遭遇するであろう代謝性肝疾患のうち，特に腹腔鏡ならびに肝生検診断が有用であると思われる疾患群について，それぞれの特徴と注意点について概説する．

臨床的概念，診断法，予後ならびに治療

① Wilson病

Wilson病とは，遺伝的銅代謝異常であり，常染色体劣性遺伝の形式をとり，原因遺伝子は13染色体q14.3上のP-ATPase（ATP 7 B）が推定されている[1]．アメリカでの発症率は3万人に1人，さらに保因者は90人に1人といわれており，わが国では発症率は出生1万5000～1万7000人に1人と推定され，保因者は80～150人に1人といわれている．銅は生物にとり必須微量金属であるが，過剰な状態では，hydroxyl（OH-）の過剰産生が起こり，細胞膜，ミトコンドリアおよびDNAを破壊する．

健康成人男子の体内総銅量は約100～150 mgで，その90％は，肝，骨髄，筋肉に存在する．経口摂取される銅は1日2～5 mgで，この約1/2が腸管から吸収される．吸収された銅は血中に入り一部はアルブミンと結合して肝に運ばれ，肝細胞内に取り込まれる．肝臓ではメタロチオネインやスーパーオキサイドジスムターゼと結合し肝細胞内に貯蔵され，その後，チトクローム酸化酵素，モノアミン酸化酵素，セルロプラスミンに取り込まれる．肝細胞からの銅排出は，セルロプラスミンと結合して血中に放出されるもの（約500 μg/日）と，胆汁中に排泄されるもの（約1500 μg/日），さらに尿中に排泄されるもの（30～50 μg/日）に分けられる．

従来，Wilson病の原因はセルロプラスミンの合成，分泌障害とされていたが，現在のところ，肝細胞中のセルロプラスミンへの銅の取り込み障害および銅の胆汁中への排泄障害であると考えられている．さらに，本症の原因遺伝子であるcopper transporting ATPase geneにさまざまな変異が起きており，この遺伝子の異常が本症の発症年齢や臨床像の多様性に関連していると推定されている．

本症は銅が肝，脳，腎，角膜輪などに蓄積し，臨床的には，レンズ核変性にともなう神経症状，肝硬変，灰緑色のKayser-Fleischer角膜輪を主要な症候とする疾患である．初発年齢は3～33歳であるが50％以上は15歳以下で発症し，その多くは肝障害がおもなものであり，年齢が進むにつれて神経障害，精神症状を初発症状とすることが多い．肝障害は緩徐に進行し慢性肝炎，肝硬変に至るが，まれに劇症肝炎を起こした場合は溶血性貧血ならびに急性腎不全をともない予後不良である．本症における肝硬変は肝細胞癌の発症は低頻度である．中枢性神経障害は，錐体外路症状（振戦，構語障害，不随意運動）や，精神症状（人格変化，反社会的言動）が認められる．腎尿細管上皮の障害により血尿，蛋白尿，アミノ酸尿が認められ，カルシウムの過剰排泄により尿細管結石，骨粗鬆症をきたす．

検査成績では血清セルロプラスミン値は著明な低値を示すが，約5％は正常値である．一般に血清銅値は低下し，尿中の銅排泄は増加する．

治療はキレート剤であるD-ペニシラミンが用いられ，血清中の遊離銅をキレートし尿中に排泄することにより組織中の銅を減少させる．欧米では肝移植も試みられており，将来は遺伝子治療も考慮されている．

②ヘモクロマトーシス

ヘモクロマトーシス（hemochromatosis）と

は肝，膵，心臓をはじめとする体内実質細胞への鉄沈着を特徴とする病態で，進行すると肝硬変症，糖尿病，心不全などの種々の臓器障害をきたす疾患である．ヘモクロマトーシスをきたす疾患は大別すると，①遺伝的素因を持つもの（特発性ないし遺伝性ヘモクロマトーシス），②無効造血をきたす貧血や，③鉄の過剰摂取にともなう続発性ヘモクロマトーシスに分けられる．本症は男性に多く，女性には少ない．これは女性特有の月経，妊娠，授乳などによる鉄の喪失のため，発症が遅れるものと考えられている．通常，成人の1日鉄吸収量は，0.5〜1 mgであるが，特発性ヘモクロマトーシスでは6〜7 mgと著増し，体内に20〜60 gと，大量の鉄が貯蔵される．その原因として，①腸管から分泌される因子の異常，②血清トランスフェリンや組織フェリチンの異常，③鉄吸収の腸管調節異常，④網内系細胞での鉄処理異常，⑤肝細胞での鉄親和性の増加などの可能性があげられてきたが，いずれも否定的治験が多い．ヘモクロマトーシス患者の腸粘膜上皮細胞のフェリチン含量は，正常者のそれより低く，形態学的にフェリチンを証明しづらいことや，鉄の吸収実験では，腸管への鉄の吸収は正常と変わらないものの，その後の搬送および蓄積率が高値をとる事実より，鉄吸収時の粘膜調節機構の直接的欠陥と網内系細胞での鉄処理機能障害が考えられている．

通常，過剰鉄イオンは細胞内のlysosomeの中でフェリチンもしくはヘモシデリンの形で障害を起こさない状態になっているが高度の鉄沈着によりacid hydoxylaseの活性が上昇するとフェリチンやヘモシデリンから，細胞質内へfreeの鉄イオンの遊離が促進され，lipid peroxidationを活性化させ細胞膜やミトコンドリア膜の障害を引き起こすと考えられている[2]．同時にfreeの鉄イオンはprolineおよびlysin hydroxylaseのcofactorとなり線維化を引き起こすと考えられる．

特発性ヘモクロマトーシスの頻度は，剖検例では，10万例当たりわが国で11となり，その保因者は1/10〜1/20と考えられている．特発性ヘモクロマトーシスに関係する遺伝子異常は，第6染色体上のHLA-Alocus近傍，とくにHLA-A 3，B 14およびA 3-B 7に多く発生する．その多くはautosomal recessiveである．

ヘモクロマトーシスの理学所見は，肝腫大，皮膚色素沈着，睾丸萎縮，脱毛，関節炎を認める．肝腫大は高頻度に認められ肝実質細胞への鉄沈着に起因し，無症状の時期にも認められる．末期に肝細胞癌を合併する（約30％）ことがあり注意を要する．皮膚の色素沈着は真皮へのメラニン沈着によるものであり，初期には鉄の沈着は認めない．

血液検査では血清鉄は早期から上昇するが感受性に乏しい．しかし，トランスフェリン飽和度は，貯蔵鉄が増加した際にはほぼ100％の上昇を認めスクリーニングにも有効である．血清フェリチンは無症候性homozygoteでもが上昇するためスクリーニング検査として有用性が高い．また，進行した症例での除鉄療法のモニタリングに有用である．

ヘモクロマトーシスの治療は，過剰の鉄イオンの除去が主眼であり瀉血がもっとも効果的であり，週に1回ないし2回，500 mlずつ行う．500 mlの血液には約250 mgの鉄が含まれ，通常20 g以上の貯蔵鉄を除くには2〜3年を必要とする．ヘモグロビン値が11 g/dl以下にる点を目標に瀉血を行い，血清フェリチン値も10 ng/mlにまで低下させる．その後は3ヵ月ごとに瀉血を繰り返し，維持療法とする．一方，デスフェラールなどの鉄キレート剤の効果は1日10〜20 mgの鉄をキレートするにとどまり，あくまで瀉血の補助手段と考えるべきである．

特発性ヘモクロマトーシスの予後は，瀉血法の採用により年生存率は33〜89％に改善されてきている．しかし，いったん生じた関節障害，性腺異常，門脈圧亢進症は，瀉血によっても改善されず，臓器，組織の不可逆的障害をきたさない時点での治療開始が求められる．

③糖原病

糖原病（glycogenosis, glycogen storage disease）とは先天的な糖代謝酵素の異常によりグリコーゲン（糖原）が組織（主として肝，腎，心および筋肉）に沈着し種々の病態を呈する疾患群であり，酵素異常，蓄積糖原の構造ならびに組織障害に基づいてⅠ〜Ⅷ型に病型分類されている．わが国では年間約50例の報告があり，Ⅰ型が約

表1 糖原病の病型分類

型	欠損酵素	障害臓器	グリコーゲン構造
I	glucose-6-phosphatase	肝, 腎, 小腸	正常
II	α-1, 4-glucosidase	肝, 筋肉, 心, 白血球	正常
III	脱分枝酵素（amylo-1, 6-glucosidase, oligo-1, 4→1, 4-glucantransferase）	IIIa：肝, 筋肉, 白血球 IIIb：肝, 白血球	外層鎖および内層鎖が短い
IV	分枝酵素（α-1, 4-glucan α-1, 4-glucan-6-glucosyltransferase）	肝, 脾, 白血球	外層鎖および内層鎖が長い
V	筋 glycogen phosphorylase	骨格筋	正常
VI	肝 glycogen phosphorylase	肝, 白血球	正常
VII	筋 phosphofructokinase	骨格筋, 赤血球	正常
VIII	肝 phosphorylase kinase	肝, 白血球	正常

60％を占めもっとも多く, II型ならびにIII型が約10％と次いで多い. 糖原病は同胞および血族結婚による発生が多いことより, 常染色体劣性遺伝の関与が推定されている. 糖原病のそれぞれの病型とその臨床上の特徴は表1, 2のごとくである.

糖原病から見いだされる肝腺腫および肝細胞癌の発生の多くはI型から報告されているがIII型からも少数例報告がある. 糖原病における肝腫瘍の発生機序は明らかではないが, 生化学的分析ならびに動物実験などから, ①グルカゴンとインスリンの不均衡, ②グリコーゲン負荷, ③脂肪酸酸化, などの仮説が考えられている[4]).

④体質性黄疸
　1）高間接型ビリルビン血症

Crigler-Najjar 症候群 I 型は新生児期〜乳児期に発症し, 無治療の場合ほとんどは核黄疸をきたして早期に死亡する. 血清ビリルビンは 20 mg/dl を超え, ほぼすべてが Bu（非抱合型ビリルビン）で占められる. bilirubin UDP-monoglucuronosyltransferase（BUGT）の遺伝子解析によれば, 活性のない BUGT が生成される. 積極的治療として, 神経症状の出現までに肝移植を行う.

Crigler-Najjar 症候群 II 型は, 通常は血清ビリルビン 6〜20 mg/dl の間接型高ビリルビン血症を呈し, 通常は正常に発育し成人となる. 胆汁は黄褐色で, ビリルビンは十分排泄されているが bilirubin diglucuronide（BDG）の低下と bilirubin monoglucuronide（BMG）の増加が著しい. 尿中ウロビリノーゲンはやや減少, 尿ビリルビンは陰性である. 生検肝の BUGT 活性は, 健常者の約10％に低下している. 酵素誘導薬は

表2 糖原病の臨床上の特徴

I型	空腹時低血糖, 痛風 高乳酸血症, 高脂血症 肝腫大（腹満）, 鼻出血
II型	幼児型：心肥大, 舌肥大, 筋緊張低下, 呼吸困難 小児型：幼児型と成人型の中間 成人型：筋力低下（安静時）, 筋萎縮
III型	軽度の空腹時低血糖, 肝腫大はときに縮小 ときにミオパチー症状
IV型	幼小児の肝硬変, 心不全
V型 VII型	運動時の有痛性筋硬直, 筋痙攣 運動時の筋力低下, 安静により回復 V型：Second wind が特徴, グルカゴン注射後に運動能が増強 VII型：溶血亢進所見, 赤血球 2,3-DPG 減少 運動後の高尿酸血症
VI型	肝腫大や空腹時低血糖は軽度
VIII型	X染色体性ないし常染色体の肝型：肝腫大のみ 肝筋型, 筋型：筋緊張低下ないし筋運動持続能の低下 心筋型：心肥大

BUGT 2 を誘導し減黄に効果がある.

Gilbert 症候群は通常 5 mg/dl までの高間接型ビリルビン血症をきたす. 胆汁ビリルビン分画では, BDG の低下と, BMG の増加は健常者と Crigler-Najjar 症候群 n 型患者の中間の値をとる. 肝 BUGT 活性は, 健常者の約30％に低下している. 診断に, 400 kcal/日×2日の低カロリー試験（空腹試験）があり, 血清ビリルビン（とくに Bu）が前値の2倍まで上昇するものを陽性とする. また, ニコチン酸試験は 50 mg のニコチン酸を静注するもので, 4〜6時間後の血清ビリ

ルビン（とくに Bu）が前値の2倍まで上昇し，かつピーク時間が遅れる．活性の低い BUGT 1 が生じていると予想されている．酵素誘導薬は減黄効果があるが，診断および美容目的で用いられるにすぎない．

2）高直接型ビリルビン血症

Rotor 症候群では，通常 5～10 mg/dl の高直接型ビリルビン血症をきたし，ICG や BSP テストは著明な遷延を示す．特徴的な血清ビリルビン分画は認められない．肝細胞の ligandin の持つ glutathione S-transferase (GST) 活性が本症候群で欠損し，肝細胞内のビリルビン受容蛋白である ligandin (GST 1-1, 1-2) の活性欠損が病因である可能性が強い[5]．経口胆のう造影は通常造影される．有効な治療法はないが，生命への危険はない．

Dubin-Johnson 症候群では通常，10 mg/dl 以下の高直接型ビリルビン血症をきたし，血清胆汁酸は正常～軽度上昇である．BSP R 45 は軽度上昇にとどまるが，60～180 分における再上昇が特徴的である．ICG テストは，ほぼ正常である．特徴的な血清ビリルビン分画は認められない．経口胆のう造影では，大部分の症例で造影されない．肝は黒色（常緑黒褐色）を呈し，肝細胞内に粗大黒褐色顆粒を認める．色素顆粒は，Schmorl 染色陽性で，リポフスチンと関連した lipopigment もしくはメラニン類似のアドレノクロームとする説があるが確定されていない．なんらかの胆汁成分の排泄障害が色素顆粒としてリソゾーム中へ取り込まれたものと推定されている．病因として細胆管側肝細胞膜上にある ATP 依存性有機陰イオン輸送の欠損が推定されている．特別の治療は行われていない．

⑤アミロイドーシス

アミロイドーシスとは，形態学的にはアミロイド線維が組織，あるいは細胞間隙に沈着する疾病であるが，その後，種々のアミロイド蛋白とそれぞれのアミロイド蛋白に対応する前駆物質が解明されてきている．沈着したアミロイド蛋白によって原因が異なる疾患群と定義づけられ，アミロイド蛋白，あるいはその前駆物質を基準に分類される．

1）アミロイドーシスの分類

a）全身性アミロイドーシス

○ AL アミロイドーシス

原発性および骨髄腫，あるいは macroglobulinemia に合併する全身性アミロイドーシスのアミロイド蛋白は，血清の免疫グロブリン light-chain の可変部位に由来する．このアミロイドーシスは amyloid の "A" と light-chain の "L" をとって AL アミロイドシスと呼ばれる．

○ AA アミロイドーシス

基礎疾患があり，それに合併して発生するアミロイドーシスを，従来，続発性アミロイドーシスと呼んでいたが，そのアミロイド蛋白は AA (amyloid A protein) である．基礎疾患としては慢性感染症，腫瘍，リウマチ様関節炎に合併し，結核，骨髄炎，気管支拡張症や腎細胞癌，Hodgkin 病などにも続発することが多い．

○ AF アミロイドーシス

家族性，遺伝性に発生するアミロイドーシスで，わが国では熊本県と長野県に2大 focus がある．遺伝形式は常染色体優性であり，30代半ばから四肢末端の神経症状として発症する．このアミロイド蛋白はプレアルブミン（prealbumin）由来である．

○ AH アミロイドーシス

近年，明らかにされたアミロイドーシスで，腎不全の血液透析患者に発生する．このアミロイド蛋白は β_2-microglobulin で，これは透析膜を通過せず血中に増量しアミロイドとして沈着する．手根管症候群を呈することが多い．

○ AS アミロイドーシス

老人性 (senne) アミロイドーシスでは，加齢とともに全身諸臓器，特に心弁膜，関節軟骨，大動脈などにアミロイドが沈着してくる．アミロイド沈着は微量でこの沈着によって機能障害を引き起こすことはない．前駆物質は現在のところ不明である．

b）限局性アミロイドーシス

内分泌臓器（甲状腺髄様癌，脳下垂体，膵ランゲルハンス島）に限局性に沈着するアミロイドはホルモン，あるいはプロホルモン由来とされ，限局性皮膚アミロイドーシスはケラチンが前駆物質と考えられている．上気道，肺，膀胱，精巣，皮膚などで腫瘤を形成する形の限局性アミロイドー

シスは AL 蛋白である．Alzheimer 病にみられるアミロイド蛋白は，今までの既知のいずれとも異なり，β-protein と呼ばれている．

2）アミロイドの同定

現在アミロイドと診断するには，①コンゴー赤染色で橙赤色に染まり，偏光顕微鏡下で緑色の複屈折を示す．②電子顕微鏡下で幅 8〜15 nm の枝分かれのない，ほぼ直線状の細線維構造の集積を認める．③X 線回折で β-pleated sheet 構造を呈する．などの方法が知られているが通常①，②の条件を満たせばアミロイドと診断しうる．

3）肝のアミロイドーシス

全身性アミロイドーシスで肝はしばしば侵されるが，肝にのみ限局したアミロイドーシスの報告例はない．

アミロイドの沈着量が多くなると，心不全，腎不全，などの症状を呈することが，肝に多量のアミロイドが沈着しても，通常は肝硬変症状がみられることはまれである．脾腫の出現頻度は高い．

肝機能検査成績では，肝にアミロイド沈着が著明な場合でも，一般に正常範囲か，あるいは軽度の異常がみられる程度のことが多く，アミロイドーシスに特異的な臨床症状および機能検査はない．

4）診断

アミロイドーシスの確定診断は組織検査でアミロイドを同定することにある．わが国では，胃生検がもっとも多く行われているが，出血傾向や消化管の検索ができない場合には腹壁の脂肪織の吸引生検が推奨される．

5）治療および予後

現在のところアミロイドーシスに対する根治的な治療法はないが，AL アミロイドーシスでは，melphalan，cyclophosphamide などの抗腫瘍薬，colchicine，dimetylsulphoxide (DMSO) あるいは血漿交換の有用性が報告されているが，いずれも根治的な治療法ではない．アミロイドーシスの予後は症例により差があるが，数ヵ月から十数年の経過で心不全，腎不全もしくは消化管出血をきたすことが多いが，肝不全に到ることはまれである．

腹腔鏡ならびに肝生検

① Wilson 病

腹腔鏡所見では早期には肝臓は腫大し，肝縁は鈍化する．肝表面には線維化に相応して白色紋理が現れ，紋理に境された肝実質部分は銅沈着により灰青色調を呈するが，肝小葉により銅沈着の程度が異なるため，灰青色調斑点は肝表面に不均一に分布することが多い（図 1）．肝硬変期になると大型の再生結節と幅広い瘢痕部の混在した壊死後性肝硬変の像を呈する．再生結節は銅の沈着の程度に応じて灰青色調を呈する．

肝生検組織では組織内に銅沈着を証明する必要があるが，それのみでは本症の確証にはならず，広く臨床像を包括した診断が必要である．

② ヘモクロマトーシス

腹腔鏡所見では肝は腫大し肝縁は鈍化する．肝表面の色調は鉄沈着の程度により赤褐色から濃い褐色，鉄錆色に変化する（図 2）．早期にはヘモジデリン顆粒が肝小葉の周辺に限局するため，肝表面には白色紋理が観察されるが，鉄沈着が門脈域の血管壁，胆管上皮ならびに結合織に及べば一様に鉄錆色に染まる．ヘモクロマトーシスに観察される肝硬変の再生結節は小型で均一であり，門脈圧亢進症にともなう側副血行路の所見は一般に軽微である．したがって，脾腫は軽度である．本症は他の代謝性肝疾患に比し，肝細胞癌の合併が多いことより，腹腔鏡観察による癌スクリーニングは必須である．

病理学的特徴は，肝・膵・心臓および内分泌腺などの実質細胞への多量の鉄沈着であり，肝は腫大，結節状で，膵は特徴的な黄土色を呈する．肝組織では，初期には線維化をともなわず，門脈周囲の肝実質細胞のリソゾーム中にヘモジデリンが沈着する．後期になると，鉄沈着は小葉全体に広がり，胆管上皮，Kupper 細胞および結合組織に認められ，線維化も著明で大小結節をともなう肝硬変像を呈する．しかし，通常，壊死や炎症はみられない．

肝生検は確実な診断には必須の検査法であり，異常が疑われた際に必ず施行すべき方法である．ホルマリン固定標本をプルシアン・ブルーにより

鉄染色し，ヘモシデリンの沈着をみるとともに，組織をよく洗浄，脱血した後，組織鉄の定量を行う．生検肝の乾燥重量当たりの鉄含量は，正常者で5～40μmol/gであるが，進行中のヘモクロマトーシスでは，しばしば150μmol/gを超える．また，アルコール性肝硬変症でも，ときに上昇するが，通常100μmol/gを超えないことが多い．

③糖原病

糖原病に特有の腹腔鏡所見は認められない．しかし糖原病の60%を占めるⅠ型においては，肝腺腫の合併率は35～20%であり，さらに糖原病Ⅰ型および糖原病Ⅲ型で肝細胞癌が合併した16例が現在までに報告されている[4]．したがって糖原病は比較的高率に肝腫瘍を合併するので観察には注意を要する．

糖原病Ⅰ型では肝細胞は腫大しHE染色では細胞質は明るく核は偏在している．Bestカルミン染色やPAS染色反応で多量のグリコーゲン顆粒が細胞質内に証明される．核は腫大し空砲形成を認める．肝細胞の腫大のためsinusoidが不明瞭になり肝実質はモザイク様にみえる．肝の線維化は認められない．

糖原病Ⅱ型では肝細胞質内に多数の均一な空砲vacuoleがみられ，acid phosphatase染色が陽性であることよりグリコーゲンを擁するリソゾームであることが証明されている．

糖原病Ⅲ型では糖原病Ⅰ型に類似した組織像を認めるが異なる点はfibrosisをともなう点である．

糖原病Ⅳ型に認められるPAS反応陽性物はamylopectin様物質でアミラーゼに消化されない．この異常グリコーゲンは水に難溶で線維化を引き起こし，小結節性の肝硬変に進展する．

糖原病Ⅵ型ならびに糖原病Ⅷ型は肝細胞におけるグリコーゲンと脂質の沈着以外の所見には乏しい．

④体質性黄疸

一般に体質性黄疸に特有の腹腔鏡所見は認められないが，Dubin-Johnson症候群においては特徴的な肝表面像が観察される．Dubin-Johnson症候群では肝の腫大はなく，肝縁は尖鋭である．肝表面は平滑で光沢を有し，黒色肝 black liverといわれる強い黒色調を呈する．

Dubin-Johnson症候群では肝細胞の細胞質内に大小不同の黄褐色色素顆粒が散在し，小葉中心帯の肝細胞に多く認められる．この色素顆粒はSchmorl染色陽性である．その他の体質性黄疸ではCrigler-Najjar症候群で少数の肝細胞内に黄褐色微細顆粒状のリポフスチンの沈着が認められる以外に特徴ある所見に乏しい．

⑤アミロイドーシス

アミロイド肝では，肝は高度に肥大し，肝重量はしばしば増大し，なかには9000gに達する．被膜が緊張し，硬度が増加しゴム様硬となり，ろう様（waxy）あるいは豚脂様の半透明な光沢をもつ特徴的な所見を認める．肝表面上にはしばしばリンパ小胞が認められ，脾腫は脾臓被膜下に沈着したアミロイドを反映してサゴ脾，ベーコン脾もしくはハム脾と形容される特徴的な所見を認める．剖検時の肉眼的診断法として，肝組織の一部をルゴール液に浸漬し，次いで希硫酸を滴下すると，アミロイド沈着部は黒紫色に変化する．

アミロイドが高度に沈着すると，組織あるいは血管壁が脆弱になり，血液凝固障害をともなうことが多く，合併症として生検部位よりの出血を引き起こすことがある．肝では，アミロイド沈着が高度になると被膜が緊張し，肝破裂の危険をともないやすく肝生検は慎重であらねばならない．肝でのアミロイド沈着は小葉内を主体にしたもの，小葉間結合織の血管壁におもに認められるものなど，症例により局所解剖的な差がみられる．組織学的分類はLevyら[6]の分類があり以下に要約する．

1）interlobular type

肝小葉内のDisse腔にそってアミロイドが沈着し，HE染色ではアミロイドはエオジン淡染の均一無構造物質として認められる（図4）．沈着が高度になると，肝小葉内にびまん性に認められ，HE染色でも容易にわかるが，コンゴー赤染色では染色性が弱い．肝細胞は圧迫萎縮に陥り，さらに沈着量が増加すると，肝細胞はアミロイド内に島嶼状に残存するような状態になる．この沈着様式をとるものはALアミロイドーシスに多く肝の腫大が著しい例はこの型である．

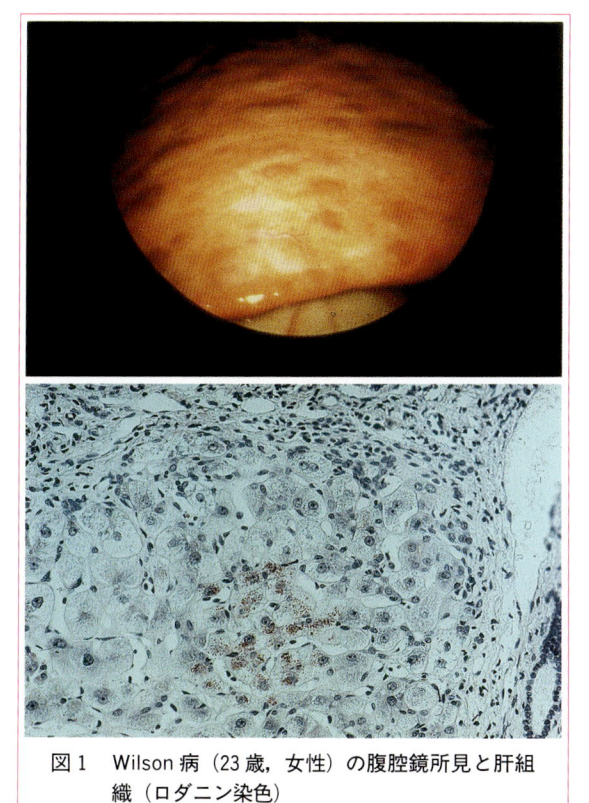

図1 Wilson病（23歳，女性）の腹腔鏡所見と肝組織（ロダニン染色）

図2 原発性ヘモクロマトーシス（22歳，男性）の腹腔鏡所見と肝組織（フェロシアン・ブルー染色）

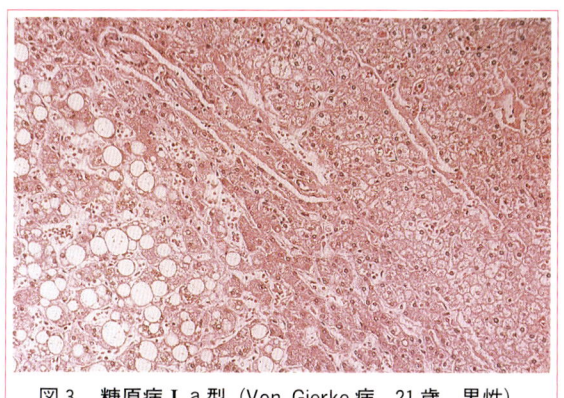

図3 糖原病Ⅰa型（Von Gierke病，21歳，男性）の肝組織（HE染色，左下は腺腫）

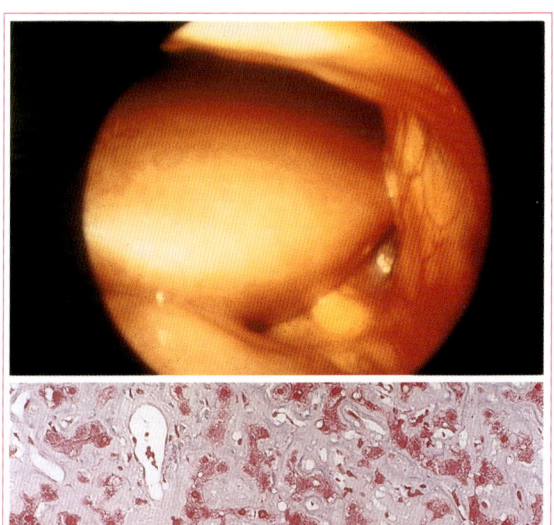

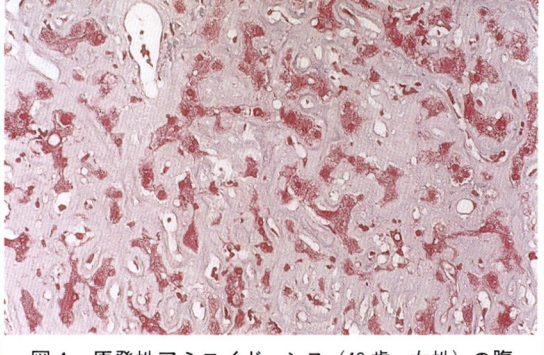

図4 原発性アミロイドーシス（48歳，女性）の腹腔鏡所見と肝組織（アザン染色）

2）portal type

小葉間結合織の血管壁に沈着し，血管壁はアミロイド沈着により肥厚するが，内腔の狭窄は軽度で，閉塞をきたすことはまれである．この沈着様式はAL，AAアミロイドーシスの両者がありALかAAかの判別は困難である．しかし，両型の沈着態度には差があり，ALアミロイドーシスの場合は，動脈のみでなく静脈や血管周囲結合織

にもアミロイド沈着が認められ，その沈着状態が均質でなく，結節状を呈する．一方，AAアミロイドーシスの場合は，小動脈壁に均等に沈着する傾向にあり，コンゴー赤の染色性がよい．

3) mixed portal and interlobular type

1)，2) が混在している型で，通常，ALアミロイドーシスの場合にみられる．

おわりに

本章で概説した代表的な代謝性肝疾患は，日常診療において見過ごされやすい疾患群である．さらに，いずれも末期に肝硬変まで進展する疾患であり，ウイルス性肝疾患に比して遺伝的要素が強いこれらの代謝性肝疾患の患者には若年であろうと注意が必要である．特にヘモクロマトーシスと糖原病の一部は肝発癌の機構を有しており，腹腔鏡ならびに肝生検はわれわれ臨床医にとってきわめて有用な検査である．

文 献

1) Jazwinska EC, Lee SC, Weeb SI, et al.：Am J Hum Genet 53：347-352, 1993
2) Peters TJ, Selden C, Seymour CA：In：Iron Metabolism. Ciba Foundation Symposium 51, p.317-3229, Elsevier, Amusterdam, 1977
3) 宮際　幹，市田文弘：10 糖原病．肝癌診断と治療（沖田　極，市田隆文，編），p.101-106, 日本メディカルセンター，東京，1997
4) Adachi Y, Yamamoto T：Gastroenterol Jpn 22：34-388, 1987
5) Levy M, Polliack A, Lender M, et al.：Digestion 10：40-51, 1974

Column

肝臓の基本構造

　肝臓は生体内で最大の臓器であり，糖代謝，蛋白代謝，脂質代謝，薬物代謝や解毒機能において中心的な役割を演じており，人体における一大生化学工場といわれるゆえんである．肝臓は成人で約1.5 kgあり，500億個以上の肝細胞さらに50万個に及ぶ肝小葉と呼ばれる基本構造から構成されている．

　ひとつの小葉は直径0.5〜2 mm，高さ0.5〜2 mmの六角柱状を成し，その綾にあたる部分には肝動脈，門脈，胆管のそれぞれの枝である小葉間動脈，小葉間門脈，小葉間胆管が通る（下図）．小葉の中心には中心静脈が縦走する．肝小葉は連続した肝細胞の列（肝細胞索）とその間を走る類洞と呼ばれる毛細血管とから成っている．

　肝細胞は直径30 μmの多角形の細胞で，連続した肝細胞の列は肝細胞索を形成し，その境界は非常に明瞭である．ヒトの肝細胞の寿命は1年〜数年と考えられる．個々の肝細胞は中心に核膜で仕切られた大型の核を持ち，広い細胞質には粗面小胞体，滑面小胞体，ゴルジ装置，ライソゾーム，ミトコンドリアなどの豊富な細胞内小器官が存在する．また，肝細胞はその両側を類洞（sinusoid）と呼ばれる毛細血管に狭まれている．類洞の内皮細胞と肝細胞との間にはDisse腔と呼ばれる広い空間があり，肝細胞はこの空間に向かって多数の微絨毛を出すことによってその表面積を大きくし，血漿に含まれる物質の処理を効率的に行なっている．

　肝細胞が互いに接する面にはgap junction，接着斑（desmosome），tight junctionの3種の細胞接合装置が観察される．特にその中央部に位置する毛細胆管腔の周囲にはtight junctionがよく発達し，胆汁がDisse腔に流入するのを防止している．毛細胆管腔に接する面でも多くの微絨毛が観察される．このように肝細胞の形質膜は，類洞壁，側壁および毛細胆管側で独自の形態と機能を有する．類洞側の形質膜には多くのホルモンやサイトカインの受容体があり，細胞増殖，物質の摂取や細胞内輸送に役立ち，毛細胆管側の形質膜は胆汁分泌に深く関与している．

（渡邊明治「肝臓の正常・異常」，メディカルレビュー社，東京，1994）

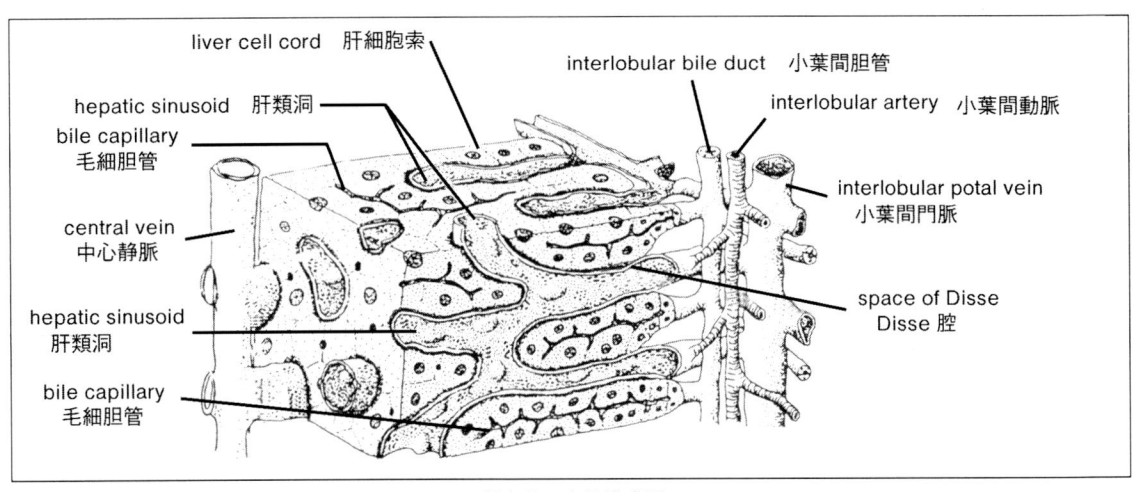

肝小葉の立体模式図
小葉間動脈血と門脈血は類洞より中心静脈に注ぐ（山田安正「現在の病理学」，金原出版，東京，1981）

7. 薬剤性肝障害

はじめに

　医薬品の開発が進み，その種類が増加するとともに，日常の診療で薬剤性肝障害を経験する機会は多くなっている．近年は薬剤性肝障害の起因薬剤としてきわめて少ないと考えられていた漢方薬による肝障害も報告されてきている[1,2]．薬剤性肝障害とは，薬剤やその代謝産物が原因で肝細胞の機能や胆汁分泌に障害を与えることによって生じる病態といえる．その分類としては，臨床像から急性型と慢性型，発生機序からアレルギー性と中毒性，病理学的所見から肝細胞障害型，胆汁うっ滞型，混合型などに分類されている．

　本稿では，臨床上経験することの多いアレルギー性肝障害について述べる．

臨床的概念

①成　因

　薬剤に対する生体の免疫応答の結果として生じる肝障害である．分子量1000以下の低分子化合物（simple chemicals）は抗体産生能を持たないが，適当な carrier 蛋白と結合すると，低分子化合物といえども抗体産生能を発揮する．この場合，低分子化合物は hapten といわれ，産生された抗体と単独でも反応する．大部分の薬剤は simple chemicals で，carrier 蛋白と結合して完全抗原となりうる．このようにして提示された抗原に対し，遅延型あるいは即時型アレルギー反応が起こるが，その反応の場が肝臓である理由は，肝由来蛋白が carrier 蛋白として作用するためである．山本[3]によれば，肝で代謝された薬剤により subclinical な中毒性肝障害が起こり，肝細胞から遊離した肝 microsome 分画の蛋白，あるいは肝特異蛋白が血中で薬剤と結合し，この結合物を宿主が抗原として認識して感作状態が成立し，肝障害が惹起される．また，hapten 化した肝細胞により臓器指向が決定される可能性もある[4]．すなわち，薬剤あるいはその中間代謝産物により肝細胞膜の一部の蛋白が修飾され，この hapten 化肝細胞に対して遅延型アレルギーや抗体産生が誘導され，さらに種々の免疫学的細胞障害機序が惹起される．

　免疫学的細胞障害の発現機序として，lymphokine, cytokine, T-cell cytotoxicity, antibody-dependent cell-mediated cytotoxicity (ADCC), immune complex disease などが考えられる．薬剤性肝障害の成立機序については，図1に示すような作業仮説が提示されている[5]．

②臨床的分類

　臨床的には主として肝機能所見より，胆汁うっ滞型，肝細胞障害型（肝炎型），混合型の3型に分けられる（表1）．

③診断方法

　詳細な病歴聴取のほか，代表的な診断方法として，challenge 試験（少量の再投与試験）や皮膚試験がある．しかし，今日では，細胞性免疫を利用した in vivo の検査法が主流であり，リンパ球幼若化試験（LST：lymphocyte stimulating test：リンパ球刺激試験）や LMIT（leukocyte migration inhibition test：白血球遊走阻止試験），MIT（macrophage migration inhibition test：マクロファージ遊走阻止試験）などがある（表2）．

　診断手順としては，病歴から疑わしい薬剤を選び出し，その LST, MIT を行う．LST, MIT の陽性率は，それぞれ78.2％，65.0％であるが，報告者により陽性率は大きく異なる[6]．しかも，一部の症例では LST と MIT の結果が解離することがあり，両試験を併用することが望ましい．

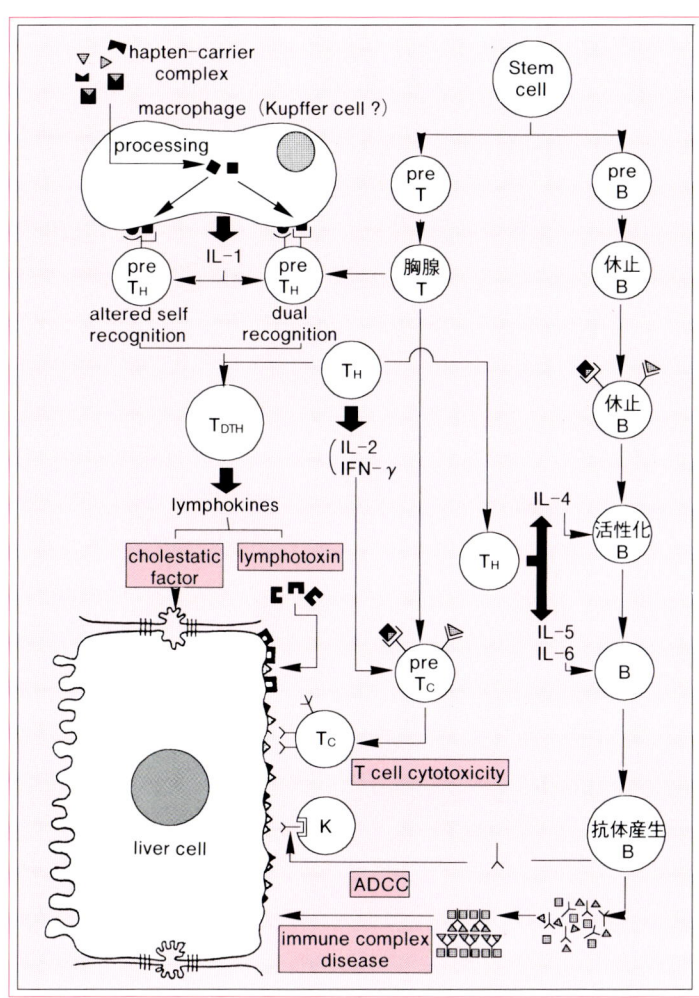

図1 アレルギー性肝障害の発生機序（仮説）

薬物・肝細胞膜特異蛋白の結合物は抗原提示細胞（Kupffer細胞）によって抗原認識が行われる．抗原の提示およびIL-1のシグナルを受けたhelper T前駆細胞（pre TH）はIL-2産生helper T細胞（TH），IL-2，cytotoxic T前駆細胞（pre TC），cytotoxic T細胞（Tc）を介してT cell cytotoxicityを起こし，軽度〜中等度の薬物性肝障害が成立する．一方，pre THから分化した遅延型過敏反応性T細胞（TDTH）からは種々のlymphokineが産生され，lymphotoxinによる薬物アレルギー性肝細胞壊死が発症する．さらに免疫反応が進行すると，helper T細胞を介してIL-4, IL-5, IL-6がB細胞に作用し，ADCCが成立し，Killer（K）細胞による肝細胞破壊が進む．

［北見啓之，他：薬物アレルギー性肝障害の発生機序．臨牀消化器内科 4：1755-1762, 1989[5]より改変］

しかし，結果が陰性であるからといって起因薬剤を否定できないため，その結果を過信してはならない．LST，MITが陰性の場合，challenge試験や皮膚試験を考慮する．challenge試験では，再投与で肝疾患が重篤化することもあり，人道的見地から問題があるが，その陽性率は89.9%と高い．皮膚試験の陽性率は63.6%で，発疹をともなう場合を除いては再現性に乏しい．

④ 診 断

「薬剤と肝研究会」による「アレルギー性肝障害の判定基準」を表3に示す[7]．発症までの服用期間は1週間以内が約30%，4週間以内が約75%を占め，60日以内に約90%が発症している．

初発症状は起因薬剤にもよるが，消化器症状，黄疸が約半数の症例でみられ，次に発熱が多く，肝腫大，皮膚搔痒感，発疹と続く[8,9]．薬剤アレルギー性肝障害の組織型と起因薬剤との関係をみると，組織型では肝細胞障害型（肝炎型）が約半数を占め，起因薬剤としては循環器作用薬と抗生物質，化学療法薬が多く，全体の約半数を占める[9]．

肝生検の目的

一般に薬剤性肝障害は起因薬剤の投与を中止することによりすみやかに改善するが，急性肝不全や遷延する胆汁うっ滞は薬物治療の対象となる．したがって薬剤による臨床像や検査成績，組織学的特徴を理解しておくことが病態の予後，治療方針の検討のうえで重要である．

表1 アレルギー性肝障害の臨床的分類

1）肝細胞障害型（肝炎型）
① 黄疸，皮膚瘙痒はみられない．
② 急性ウイルス肝炎に類似し，肝実質障害を示唆するトランスアミナーゼの著明な上昇（500 KU 以上）と，総コレステロールの正常または軽度上昇をみる．
③ 薬剤の投与中止によって容易に回復するものであるが，ときに劇症肝炎を発症し予後不良である．
④ 病理組織像として肝細胞の変性壊死が主体で，門脈域には好酸球（早期）の出現，円形細胞，好中球浸潤と胆管浸潤の増殖をみる．

2）胆汁うっ滞型
① 著明な黄疸と皮膚瘙痒
② トランスアミナーゼの上昇は軽度で，アルカリフォスファターゼ（25 KAU 以上），総コレステロール（250 mg/dl 以上）の上昇をみる．
③ 病期は3〜6ヵ月以上長期に遷延する傾向にあるが，予後は良好である．
④ 病理組織像として小葉中心帯における胆栓形成と肝細胞への胆汁色素の沈着をみる．一般に肝細胞の変性壊死をきたすことは少なく，門脈域の炎症反応もみられない．

3）混合型
臨床および組織像ともに，肝炎型と胆汁うっ滞型の両者の特徴をあわせもつ．

［金田春雄：薬剤性肝障害．肝疾患診断ハンドブック（藤澤洌，他編），p.188-199，南江堂，東京，1987[9]）より］

表3 薬物性肝障害の判定基準案

1）薬物の服用開始後（1〜4週）[*1]に肝機能障害の出現を認める．
2）初発症状として発熱・発疹・皮膚瘙痒・黄疸などを認める（2項目以上を陽性とする）．
3）末梢血液像に好酸球増加（6％以上），または白血球増加を認める[*2]．
4）薬物感受性試験（リンパ球培養試験・皮膚試験）が陽性である．
5）偶然の再投与により，肝障害の発現を認める．

[*1]：の期間についてはとくに限定しない．
[*2]：の末梢血液像については，初期における検索が望ましい．
確診：1），4）または1），5）を満たすもの．
疑診：1），2）または1），3）を満たすもの．
［薬剤性肝障害の判定基準案：薬剤と肝，第3回薬物と肝研究会記録3，p.96，杜陵印刷，東京，1978[7]）より］

表2 アレルギー性肝障害の診断方法

1．リンパ球培養試験
 1）リンパ球幼若化試験（LST）
  a．リンパ球分離培養法
   ① 幼若化細胞の形態学的観察
   ② 幼若化細胞の生化学的測定
    核酸および蛋白質合成能の測定
     uridine, thymidine, leucine uptake
   ③ 幼若化細胞の原形質粘度測定
  b．全血培養法
    thymidine uptake
 2）マクロファージ遊走阻止試験（MIT），白血球遊走阻止試験（LMIT）
  ① 毛細管法
  ② アガロース法
 3）マクロファージ活性化試験
 4）増幅法
  ① 組換え型 IL-1，IL-2 の添加
  ② Poly（A：U）の添加
2．Challenge 試験
3．"neoantigen" "autoantigen" に対する液性抗体
  ELISA 法
4．皮内反応，塗布試験

［恩地森一，他：臨牀消化器内科4：1801-1811，1989］

表4 薬剤性肝障害の組織学的分類

急性型
 1）胆汁うっ滞型
 2）肝細胞障害型（巣状，帯状，広範囲壊死）
 3）混合型
 4）脂肪肝
 5）その他
慢性型
 1）胆汁うっ滞型
 2）肝細胞障害型
 3）蓄積型
 4）腫瘍形成型

［佐々木博，他：薬物による肝障害の成因と分類．臨牀消化器内科4：1745-1754，1989[10]）より］

生検診断

　肝病変の基本像は壊死炎症反応像と胆汁うっ滞像であるが，そのほかにも多彩な組織学的所見がみられ，薬剤性肝障害のみに特有な病変といえるものはない．したがって肝組織の変化のみから薬剤性肝障害と診断することは容易でない．
　ここでは当教室で用いている組織学的分類[10]）に基づいて述べる（表4）．

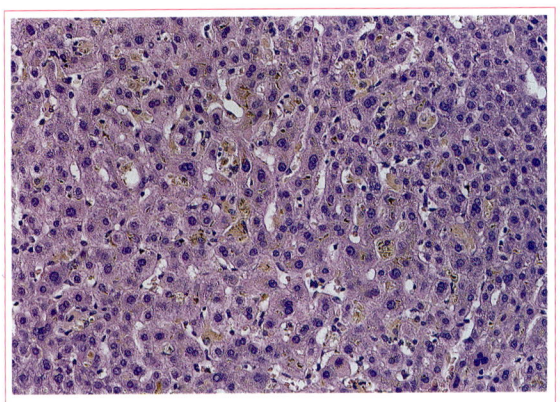

図2 胆汁うっ滞型：トラニラストによる障害
胆栓形成，肝細胞，Kupffer細胞への胆汁色素沈着が著明であるが，細胞浸潤，肝細胞壊死に乏しい（HE染色，×60）．

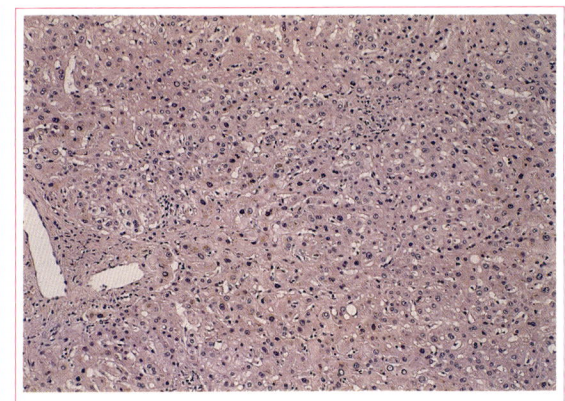

図4
中心静脈側に強く，門脈域側に弱く胆汁うっ滞が観察される（HE染色，×30）．

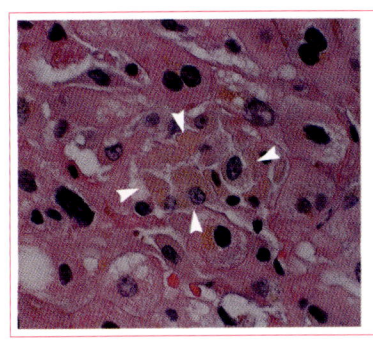

図3 胆汁湖（bile lake）
著しい胆汁うっ滞により胆汁色素が肝細胞壊死脱落部に貯留している（矢頭）（HE染色，×120）．

① 急 性 型

1）胆汁うっ滞型

胆汁うっ滞は，薬剤やその代謝産物が毛細胆管周囲のactin filamentを破綻させ，毛細胆管の胆汁能動輸送を障害するため生じるものであり，肝細胞内，Kupffer細胞内，毛細胆管，肝内胆管に胆汁貯留をみることであり，肝細胞内毛細胆管側細胞質に胆汁色素が顆粒状に沈着する（図2）．毛細胆管内に認める胆汁塊を胆汁栓または胆栓（bile plug）と呼び，著しい胆汁うっ滞の際，胆汁色素が肝実質壊死脱落部に貯留することがあり，これを胆汁湖（bile lake）と呼ぶ[11]（図3）．

小葉単位でみた場合，胆汁うっ滞は中心静脈側に強く，門脈域側に弱く起こるため，おもに小葉中心部の毛細胆管の胆汁栓として観察される（図4）．肝細胞，Kupffer細胞への胆汁色素沈着が著明でしばしば巣状壊死をともなうこともある．肝細胞は胆汁色素沈着以外に著変ないこともあるが水腫様に腫脹することもある．胆汁を含んだ貪食細胞が集簇するが，リンパ球は浸潤しないのが普通であり細胆管増生もほとんどみられない．

小葉内胆汁うっ滞像は閉塞性黄疸による胆汁うっ滞ならびに胆汁うっ滞性急性ウイルス肝炎ときわめて酷似しており，これらの鑑別が問題となるが，大部ら[12]は，胆汁うっ滞型および混合型では，小葉中心性の胆汁うっ滞とともに大型の多核肝細胞の出現を特徴としてあげている．代表的な薬剤を表5に掲げた[13]．

2）肝細胞障害型（肝炎型）

急性ウイルス肝炎によく似た壊死炎症反応像を呈する．壊死炎症反応像とは肝細胞の壊死部にリンパ球や貪食細胞が浸潤している像で，肝細胞壊死が局所的に数個〜数十個融解壊死を呈したとき巣状壊死（図5），複数の巣状壊死が局所で融合した，より大きな実質内壊死を融合壊死と呼ぶ（図6）．さらに融合壊死が1つ，2つ，3つの肝小葉帯（ゾーン）を巻き込むとき，おのおの帯状，亜広範，広範壊死と呼ぶ．帯状壊死は小葉中心帯，亜広範壊死は小葉中心帯と中間帯，広範壊死はさらに門脈域周辺帯状におよぶことが普通である[11]．

肝細胞の大小不同，異染性が著明で，巣状壊死，帯状壊死ないし広範壊死，好酸体などがみられ，細胞浸潤，Kupffer細胞の肥大増生，門脈域における細胞浸潤および細胆管増生を示す（図7）．肝細胞障害型は，混合型とともに急性ウイルス肝炎との鑑別が問題となる．大部ら[12]は，急性ウイルス肝炎に比し，中心静脈周囲の肝細胞群が集団をなして脱落するという壊死の形態に注目してい

表5　アレルギー性肝障

薬効	肝細胞障害型	胆汁うっ滞型	混合型	脂肪肝
麻酔薬	ハロタン メトキシフルラン* エンフルラン インフルラン*			
精神神経用薬	イプロニアジド* アミトリプチリン デシプラミン イミプラミン L-α-メチルドーパ	クロルプロマジン ハロペリドール アミトリプチリン デシプラミン イミプラミン	クロルプロマジン ハロペリドール	
抗けいれん薬	フェニトイン バルプロ酸 カルバマゼピン フェノバルビタール	カルバマゼピン フェノバルビタール	カルバマゼピン フェノバルビタール	バルプロ酸
解熱鎮痛消炎薬 抗アレルギー薬	フェニルブタゾン インドメタシン スリンダク イブプロフェン ジクロフェナク ピロキシカム クロメタシン* サリチル酸 アセトアミノフェン アスピリン ナパジシル酸メブヒドロリン	フェニルブタゾン スリンダク ナプロキセン ベノキサプロフェン* 金 トラニラスト	イブプロフェン	アスピリン
痛風用薬	アロプリノール プロベネシド	アロプリノール	アロプリノール	
筋弛緩薬	ダントロレン ゾキサゾラミン* クロルゾキサゾン			
抗甲状腺薬	カルビマゾール* プロピルチオウラシル	チオウラシル チアマゾール カルビマゾール*		
経口血糖降下薬	アセトヘキサミド トログリタゾン	クロルプロパミド トルブタミド トラザミド	アセトヘキサミド トログリタゾン	
ホルモン		蛋白同化ホルモン 経口避妊薬 ダナゾール		グルココルチコイド コルチコステロイド
抗生物質 抗菌薬	クロラムフェニコール ノルフロキサシン カルベニシリン アンピシリン スルフォナミド* スルフォン* ニトロフラントイン* ミノサイクリン セファロリジン	セファレキシン エリスロマイシン ノボビオシン* オキサシリン* クロキサシリン フロキサシリン* ニトロフラントイン* スルファメトピラジン	トロレアンドマイシン*	テトラサイクリン

害の組織型と起因薬剤

薬効	肝細胞障害型	胆汁うっ滞型	混合型	脂肪肝
抗結核薬	イソニアジド リファンピシン p-アミノサリチル酸 エタンブトール			
抗真菌薬	ケトコナゾール フルシトシン	グリセオフルビン		
循環器用薬	ペルヘキシリン* アミオダロン キニジン プロカインアミド アプリンジン ベラパミル ラベタロール プロプラノロール	アジマリン ベラパミル ニフェジピン		
高血圧用薬	メチルドーパ ヒドララジン ジヒドララジン エナラプリル	カプトプリル		
消化器用薬		チオプロニン		
利尿薬	チクリナフェン* サイアザイド フロセミド			
高脂血症用薬	ニコチン酸 ロバスタチン* シンバスタチン プラバスタチン	クロフィブラート	ニコチン酸	
抗腫瘍薬	メトトレキサート フロキシュリジン メルカプトプリン クロロプリン* チオグアニン* アザチオプリン アスパラギナーゼ アドリアマイシン シクロホスファミド	フロキシュリジン メルカプトプリン アザチオプリン シクロスポリン インターロイキン-2		メトトレキサート アスパラギナーゼ マイトマイシンC ブレオマイシン
下剤	オキシフェニサチン			
潰瘍治療薬	ラニチジン	ラニチジン シメチジン		

*:本邦未発売

[村脇義和,他:薬物性肝障害.肝臓病学 Clinical Science(戸田剛太郎,他編),p.437-450,医学書院,東京,1998[13]より一部改変]

る.

　従来より薬剤性肝障害では組織内の好酸球浸潤が認められるといわれている[14]が,組織学的には好酸球浸潤が薬剤性肝障害に特徴的なものではなく,ことに門脈内好酸球浸潤の程度はむしろウイルス性慢性肝炎のほうが強いことが明らかとなり,薬剤性肝障害の病理組織学的診断の指標の一つと考えられていた好酸球浸潤はその確定的な指標となりえないことが示唆されている[15].

　巣状壊死をきたす代表的な薬剤として,リファ

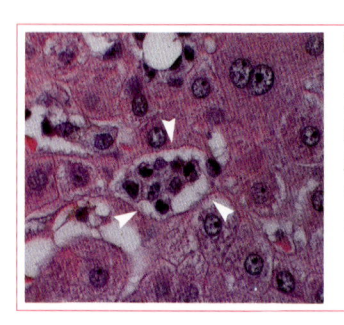

図5 巣状壊死
　肝細胞の壊死部にリンパ球や貪食細胞が浸潤し，7〜8個の肝細胞が壊死に陥っている（矢頭）（HE染色，×120）．

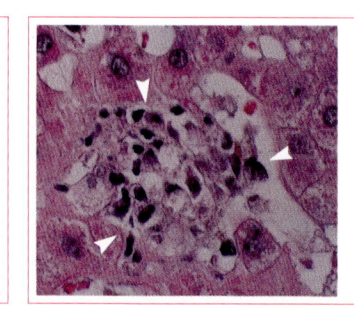

図6 融合壊死
　複数の巣状壊死が局所で融合した，より大きな実質壊死（矢頭）（HE染色，×120）．

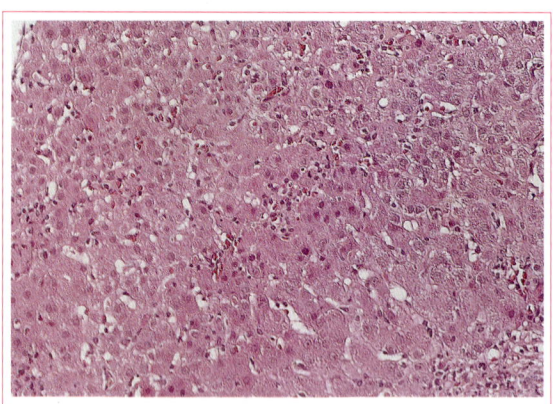

図7 肝細胞障害型：ナパジシル酸メブヒドロリンによる肝障害
　大小不同の肝細胞，巣状壊死を認める．胆栓形成および胆汁色素沈着を認めない（HE染色，×60）．

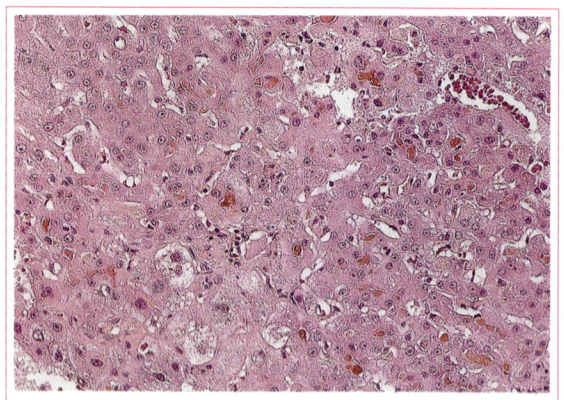

図8 混合型：イブプロフェンによる肝障害
　肝細胞の大小不同，風船化 ballooning，細胞浸潤のほか胆栓形成，肝細胞，Kupffer細胞への胆汁色素沈着を認める（HE染色，×60）．

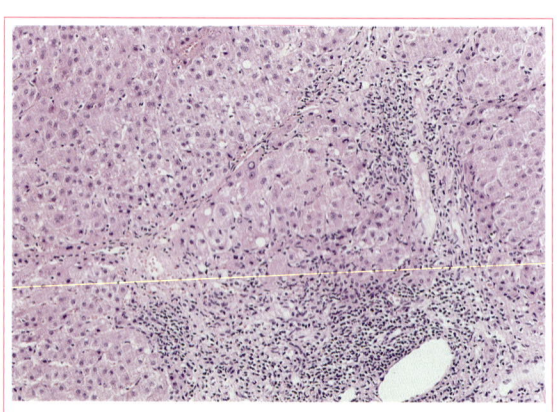

図9 架橋壊死をともなう慢性活動性肝炎に類似する像
　門脈域の細胞浸潤は強く piecemeal necrosis のほか隣り合った門脈域の間の実質が帯状に壊死に陥っている（HE染色，×30）．

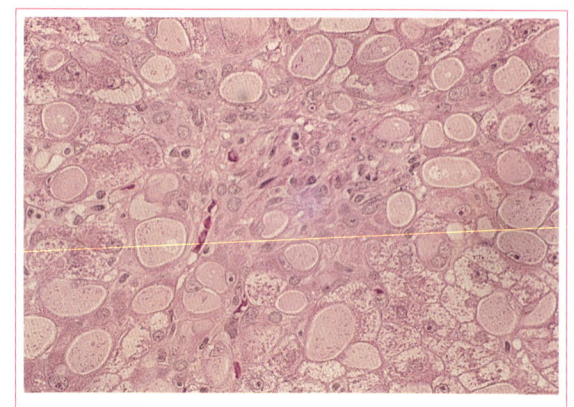

図10 シアナミドによる淡明封入体
　大型，境界明瞭，均一，弱エオジン好性でスリガラス様に見え，HBs抗原のスリガラス封入体に酷似している（HE染色，×120）．

ンピシンやセファロリジンなどがあり，小葉中心性帯状壊死ないし広範壊死（劇症肝炎）をきたす代表的な薬剤としてハロタン，エタンブトール，メチルドーパなどがある．

　また，巣状壊死を主体とし，急性ウイルス肝炎類似の変化をきたし，ときに亜広範ないし広範壊死をきたす薬剤として，インドメタシン，ジフェニルヒダントインナトリウム（フェニトインナトリウム），6-メルカプトプリンなどがある．

3）混合型

胆汁うっ滞像と肝細胞障害像の両者を示す（図8）．代表的な薬剤として，クロルプロマジンやアロプリノールなどがある．

4）脂肪肝

肝細胞内に中性脂肪が沈着する場合，沈着する脂肪の大きさにより大胞性と小胞性に分けられる．大胞性の脂肪沈着は通常1個の大きな脂肪滴が細胞質全体を占め，核は一方に遍在する．この病変はアルコール性脂肪肝のときに典型的であるが，治療薬剤ではコルチコステロイドやメトトレキサートの関与が知られている．小胞性の脂肪沈着は多数の小脂肪滴が細胞質にびまん性に存在し，核は偏在することはない．この病変はテトラサイクリン系薬剤やバルプロ酸での報告がある．

脂肪肝のうち飲酒歴がないにも関わらず，肝組織所見がアルコール性肝炎に類似した組織像を呈する例がある．この組織学的な疾患概念を非アルコール性脂肪性肝炎（NASH：non-alcoholic steatohepatitis)[16]と呼ぶ．脂肪肝をもたらす薬剤の中でNASHをきたす薬剤として上記のコルチコステロイドやメトトレキサート，抗不整脈薬のアミオダロン，エストロゲン製剤のジエチルスチルベストロール，抗エストロゲン製剤のタモキシフェン[17]などがある．特に前立腺癌治療薬の合成エストロゲンでは，その長期大量投与で肝硬変に進行しうるという．

5）その他の病変

肉芽腫様変化，サルコイドーシス類似，Hodgkin病類似の組織所見や好酸球性肉芽腫形成などをきたす．

肉芽腫様変化をきたす代表的な薬剤として，スルフォニルウレア系糖尿病用剤などがあり，サルコイドーシス類似の組織所見をきたす代表的な薬剤として，フェニルブタゾンがある．Hodgkin病類似の組織所見をきたす薬剤として，ジフェニルヒダントインナトリウム，さらに好酸球性肉芽腫形成をきたす代表的薬剤に，チトクロームCがある．

②慢性型

1）胆汁うっ滞型

胆汁うっ滞を示す薬剤性肝障害の多くは6ヵ月以内に黄疸が消失し，予後良好であるが，ときには年余にわたり黄疸が持続する症例がある．組織学的には，著明な胆汁うっ滞のほか，小葉内に巣状壊死を散見し，混合型に類似の形態像を示す．門脈域においては，しばしば細小胆管・細胆管レベルにおける胆管分枝の消失が特徴的である[10]．

代表的な薬剤としてはサルファ剤のスルファメトピラジンのほか，セファレキシン，チオプロニン，チアマゾール，ハロペリドール，アジマリン，クロルプロマジン，メチルテストステロン，トルブタミドがある．

なお，原発性胆汁性肝硬変（primary biliary cirrhosis：PBC）や原発性硬化性胆管炎（primary sclerosing cholangitis：PSC）は本症としばしば鑑別診断上問題となる．最近PBC，PSCなどのほか，骨髄移植後のGraft-versus-Host病（GVHD），AIDSなど種々の原因により胆管障害をともなう疾患を肝内胆管消失症候群：vanishing bile duct syndrome：VBDS）と呼んでおり[18]，広い意味で本症もこの範疇に入ると考えられる．

2）肝細胞障害型

ウイルス肝炎類似の肝細胞障害を基本病変とする．ときとして，帯状壊死をともなう死亡例のほか，臨床像，組織像ともに慢性肝炎に類似する場合があり，さらに脾腫，高γ-グロブリン血症，LE細胞現象，抗核抗体，抗平滑筋抗体の陽性化をともない，慢性活動性肝炎またはルポイド肝炎と診断される場合もある（図9）．代表的な薬剤としては，チオプロニン，メトトレキサートなどがある．

3）蓄積型

蓄積型とは，肝細胞内，Kupffer細胞内，伊東細胞内に特異な物質が沈着，蓄積する病態である．嫌酒薬であるシアナミドの誘導体による淡明封入体は大型，境界明瞭，均一，弱エオジン好性でスリガラス様に見え，しばしば核を圧迫している（図10）．

4,4'-diethylaminoethoxy hexestrol dihydrochloride（DH剤）：コランジルは，肝細胞内にリン脂質を蓄積させるため肝細胞は泡沫状または顆粒状に腫大し，電顕的には層状，渦巻き状の封入体が認められる．

本剤と狭心症治療薬のperhexiline maleateは前述のNASHおよびリン脂質蓄積による脂肪肝

をきたしたため発売中止となっている．

polyvinylpyrrolidone（PVP）の経静脈投与は Kupffer細胞にPVPの塩基性球状物の蓄積を生じる．またビタミンAの過剰摂取時には伊東細胞内に脂肪滴の沈着を認める．

4）腫瘤形成型

経口避妊薬により形成される腫瘤には，肝細胞腺腫，限局性結節性過形成などの良性腫瘍，および肝細胞癌，胆管細胞癌などの悪性腫瘍がある．経口避妊薬により形成された腫瘤に対するそれぞれの頻度は，肝細胞腺腫（67.5％），限局性結節性過形成（24.0％），肝細胞癌および胆管細胞癌などの悪性腫瘍（8.5％）である．また，vinyl chlorideの取り扱い者に胆管細胞癌が発生することがある．代表的な起因薬剤として，経口避妊薬，蛋白同化ホルモンなどがある．

おわりに

昨年の第33回日本肝臓学会西部会（渡辺明治会長，富山）の主題示説で，薬剤性肝障害の実態が報告された．steatohepatitisの疾患概念[17]の紹介をはじめ，新薬の登場による薬剤性肝障害の近年の時代的推移が明らかにされ，さらに現在の診断法をめぐる諸問題が討議された．

薬剤性肝障害の絶対的診断マーカーはないこと，また薬剤には肝障害惹起のリスクがあることを常に念頭に置き，早期診断に心がけることが必要である．

文　献

1）中田哲也，他：柴苓湯による薬物性肝障害の1例．肝臓 37：233-238, 1996
2）馬越順子，他：薬物性肝炎の臨床病理学的検討，最近5年間における傾向について．肝臓 37：368-373, 1996
3）山本祐夫：薬剤性肝障害の発生機構．臨牀と研究 53：3537-3542, 1976
4）浪久利彦，他：薬物起因性肝障害．免疫と疾患 4：233-238, 1982
5）北見啓之，他：薬物アレルギー性肝障害の発生機序．臨牀消化器内科 4：1755-1762, 1989
6）加藤誠一，他：薬剤性肝障害．Tokyo Tanabe Quartely, p. 105-114, 医事出版社，東京，1992
7）薬剤性肝障害の判定基準案：薬剤と肝，第3回薬物と肝研究会記録 3, p.96, 杜陵印刷，東京，1978
8）鮫島美子，他：わが国における薬物性肝障害の臨床的統計．臨床成人病 9：11-17, 1979
9）金田春雄：薬剤性肝障害．肝疾患診断ハンドブック（藤澤洌，水戸廸郎，編），p. 188-199, 南江堂，東京，1987
10）佐々木博，他：薬剤による肝障害の成因と分類．臨牀消化器内科 4：1745-1754, 1989
11）内田俊和：肝細胞壊死の名称，肝細胞障害．肝細胞の病理，p. 23-186, HBJ出版社，東京，1992
12）大部誠，他：薬剤性肝障害の病理．臨牀消化器内科 4：1783-1791, 1989
13）村脇義和，他：薬物性肝障害．肝臓病学 Clinical Science（戸田剛太郎，清澤研道，沖田極，井廻道夫，林紀夫，編），p. 437-450, 医学書院，東京，1998
14）伊藤進：薬剤と肝障害，好酸球浸潤に関する検討．薬と肝障害，p. 98-99, 文光堂，東京，1996
15）吉井治：ウイルス性慢性肝炎における肝内好酸球浸潤の病理学的検討，薬剤性肝障害との比較検討を含めて．肝臓 37：4-12, 1996
16）石井裕正，他：非アルコール性脂肪性肝炎．肝胆道系症候群，肝臓編（下巻）（上銘外喜夫，編），p. 29-31, 日本臨牀社，大阪，1995
17）江川徹，他：Tamoxifenによるsteatohepatitisとその背景．肝臓 40 supple.：84, 1999
18）Sherlock S：The syndrome of disappearing intrahepatic bile ducts. Lancet ii：493-496, 1987

8. アルコール性肝障害

臨床的概念

アルコール性肝障害は，長年（通常5年以上）にわたる過剰飲酒が原因となって脂肪肝から肝硬変に至るまでの多彩な病態を示し，禁酒により臨床症状や検査成績の明らかな改善が認められるのを原則とする．したがって，1日当たりのアルコール摂取量とその継続期間が問題となる．肝障害は積算飲酒量に依存し，長期にわたっての大量飲酒者に発生する．飲酒者の定義として毎日，日

表1 アルコール性肝障害の診断基準試案（文部省総合研究A高田班 1991）

I．概念

「アルコール性」とは，長期（通常は5年以上）にわたる過剰の飲酒が肝障害の主な原因と考えられる病態で，以下の条件を満たすものを指す．

A．「アルコール性」
1. 常習飲酒家（日本酒に換算して1日平均3合以上），または大酒家（日本酒に換算して1日平均5合以上，5年間以上継続）である．ただし，女性の場合は，上記飲酒量の2/3程度とする．また，ALDH 2 活性欠損者（ALDH 2 遺伝子の heterozygote）では，3合以下の飲酒でも，アルコール性肝障害を生じ得る．
2. 禁酒により血清 GOT, GPT 活性がともに明らかな改善を示し，4週以内にほぼ正常値（80単位以下を目安とするが，禁酒前の値が100単位以下の場合は50単位以下を目安とする）にまで下降する．ただし，重症型アルコール性肝炎，肝癌（細小肝癌は除く）合併例は例外とする．
3. 肝炎ウイルスマーカー（HBs 抗原，HCV 関連抗体）は陰性である．なお，HCV-RNA が陰性であればより確実である．
4. 次の検査のうち，少なくとも1つが陽性である．
  1) 禁酒により腫大していた肝臓が著明な縮小．4週でほとんど肝腫大を認識できなくなる（肝下縁の確認は，弱打診か，超音波断層で行うことが望ましい）．ただし，重症型アルコール性肝炎と大きな肝癌合併例での肝腫大，および肝硬変例での正中線上での触知は例外とする．肝の縮小は禁酒後早期（1週以内）で著明なので，禁酒直後の検索が重要である．
  2) 禁酒による血清 γ-GTP 活性の明らかな低下（4週間後の値が正常上限の1.5倍以下，または禁酒前の値の40％以下までの下降を目安とする）．
5. なお，以下のアルコール性肝障害に特異的と考えられるマーカーが検索されて，そのいずれかが陽性の場合は，診断はより確実となる．
  1) 血清 transferrin の微小変異が陽性
  2) CT スキャンで測定した肝容量が増加（単位体表面積当たり 720 cm^3 以上）．ただし，非代償性肝硬変，肝癌合併例は例外．
  3) アルコール肝細胞膜抗体が陽性
  4) 血清 GDH と OCT 活性がともに異常高値を示し，その比が（GDH/OCT）が 0.6 以上

B．「アルコール＋ウイルス性」

肝炎ウイルスマーカー（HBs 抗原，HCV 関連抗体，または HCV-RNA）が陽性で，禁酒後の GOT, GPT の変化を除き上記の条件を満たす場合には，その病因は「アルコールとウイルスの合併」である．禁酒後の血清 GOT, GPT の明らかな低下については，禁酒4週後の値がともに120単位以下を目安とする．ただし，禁酒前の値が120単位以下の例では70単位以下を目安とする．

C．その他

上記の条件を満たさない場合は，大酒家であっても「アルコール性」，ないしは，「アルコール＋ウイルス性」と確診することは現時点では困難である．ただし，禁酒後の変化が十分に追跡できなくとも，アルコール性肝障害に典型的な組織所見が得られた場合には「アルコール性」，ないしは「アルコール＋ウイルス性」とする．

（高田 昭，他：アルコール性肝障害に対する新しい診断基準試案の提案．肝臓 34：888-896, 1993[1]より）

表2 アルコール性肝障害各病型の診断基準試案（文部省総合研究A高田班 1991）

1．非特異変化群
　肝機能検査に明らかな異常を認めるが，肝生検組織では非特異的変化（nonspecific change）を認めるのみか，あるいは，ほぼ正常と判定される．

2．アルコール性脂肪肝
　肝組織病変の主体が肝小葉の約1/3以上（全肝細胞の約1/3以上）にわたる脂肪化（fatty change）であり，そのほかには顕著な組織学的変化は認められない．
　肝生検は施行されていないが，画像診断（CTスキャン，または超音波断層）で脂肪肝に特有な所見が得られる場合には，アルコール性脂肪肝（臨床的）とする．

3．アルコール性肝線維症
　肝組織病変の主体が，①中心静脈周囲性の線維化（perivenular fibrosis），②肝細胞周囲性の線維化（pericellular fibrosis），③門脈域から星芒状に延びる線維化（stellate fibrosis, sprinkler fibrosis）のいずれか，ないしすべてであり，炎症細胞浸潤や肝細胞壊死は軽度にとどまる．
　脂肪肝に伴った線維化は，脂肪肝＋線維化として，この群に入れる．

4．アルコール性肝炎
　肝組織病変の主体が，肝細胞の変性・壊死であり，1）小葉中心部に強い肝細胞の著明な膨化（風船化：ballooning），2）種々の程度の肝細胞壊死，3）マロリー体，および，4）多核白血球の浸潤を認める．
a．定型的：1）～4）のすべてを認めるか，3）または4）のいずれかを欠くもの．
b．非定型的：3）と4）の両者を欠くもの．
c．アルコール性肝炎（臨床的）：肝生検は施行されていないが，下記の臨床的条件のうち，必須項目と，付加項目のうちの3項目以上認めるもの．
　I．必須項目
　　a）飲酒量の増加を契機に発症ないしは増悪
　　b）GOT優位の血清トランスアミナーゼの上昇
　　c）血清総ビリルビンの上昇（2 mg/100 m/以上）
　II．付加項目
　　a）腹痛，b）発熱，c）白血球増加，d）ALP-aseの上昇（正常値上限の1.5倍以上），e）γ-GTPの上昇（正常値上限の2倍以上）
付記：アルコール性肝炎のなかには，上記の症状を示さないsub-clinicalな症例が多数存在するので，この確診には肝生検が必要である．肝硬変が併存している場合には，アルコール性肝炎＋肝硬変としてこの群に入れる．

5．重症型アルコール性肝炎
　アルコール性肝炎の中で，肝性脳症，肺炎，急性腎不全，消化管出血などの合併や，エンドトキシン血症などを伴い，断酒にかかわらず肝腫大は持続し，多くは1ヵ月以内に死亡するものをさす．プロトロンビン時間は50％以下で，著しい多核白血球の増加をみる．組織学的には，多数のマロリー体の出現と強い肝細胞の変性・壊死などがみられる．
（注1）肝硬変合併例も含める．
（注2）末期肝硬変は除く．

6．大（飲）酒家慢性肝炎
　肝の組織病変は門脈域の小円形細胞浸潤（犬山，あるいはヨーロッパ改訂分類の慢性肝炎を参照）を伴う病変である．
　1）アルコールによる慢性肝炎：「アルコール性」の基準を満たすもの．
　2）ウイルスによる慢性肝炎とアルコール性肝障害の合併：「アルコール＋ウイルス性」の基準を満たすもの．

7．アルコール性肝硬変
　肝の組織病変は，定型例では小結節性，薄間質性である．再生結節の形成が部分的で，組織全体にび漫性でない場合は初期肝硬変とする．
　常習飲酒・大酒家の肝硬変ではHCVマーカー陽性例が多い．したがって，肝硬変は病因的に「アルコール性」と「アルコール＋ウイルス性」の2型に分けられる．
　肝硬変の組織・形態学的証拠は得られなくとも，画像診断，臨床所見から肝硬変のかなり正確な診断が可能である．組織学的証明を欠く場合には肝硬変（臨床的）とする．
　機能的には代償性と非代償性に分類する．非代償的肝硬変では，アルコールとウイルスのいずれが病因の主体になっているかを判断できない例が多い．したがって，このような例では大酒家非代償性肝硬変として一括し，ウイルスマーカーの有無を付記する．

8．大（飲）酒家肝癌
　常習飲酒・大酒家の肝癌例では，HCVマーカー陽性例が多いが，その主な病因を解析できない例が多い．したがって，画像診断，または組織診断で肝癌の所見が得られた場合には，大酒家肝癌：ウイルス（＋），大酒家肝癌：ウイルス（－）の2型に分け，ウイルスについては，HCVかHBVのいずれであるかを明確にする．なお，肝硬変を合併していない例ではその旨付記する．

9．アルコール性肝障害（臨床的）
　「アルコール性」，あるいは「アルコール＋ウイルス性」の条件を満たしているが，肝生検所見が得られず，しかも上記のいずれの臨床的病型に分類しえないもの．

10．アルコール性肝障害（疑）
　禁酒後の変化を十分に追跡できない症例では，肝の組織学的所見より診断するが，アルコール性肝障害に典型的な所見を得られない場合も少なくない．このような例では，「アルコール性」ないしは「アルコール＋ウイルス性」を強く疑わせる病歴や所見があれば，その疑いとする．

（高田　昭，他：アルコール性肝障害に対する新しい診断基準試案の提案．肝臓 34：888-896, 1993[1]）および高田　昭，他：わが国におけるアルコール性肝障害の実態（その3）—1992年全国集計の成績から—．日消誌 91：887-898, 1994[2]）より）

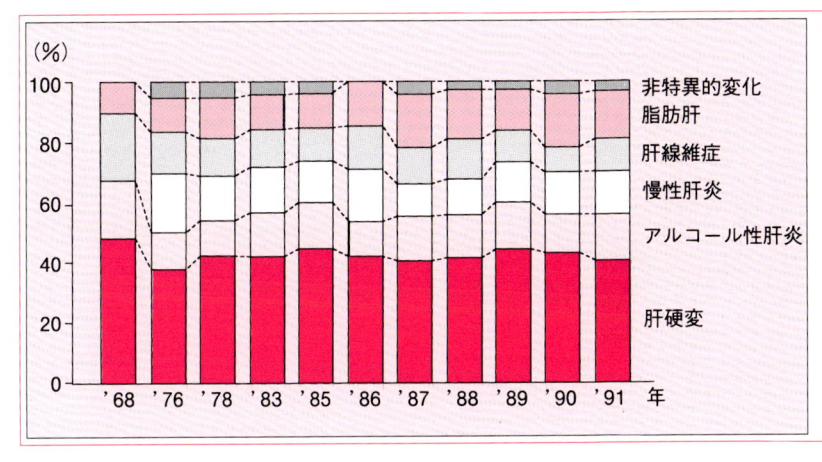

図1 アルコール性肝障害での各病型の比率の推移（1968～1991年）
（高田 昭，他：アルコール性肝障害に対する新しい診断基準試案の提案．肝臓 34：888-896, 1993[1]より）

表3 アルコール性肝障害の各病型における肝炎ウイルスの関与

	「アルコール性」		「アルコール＋ウイルス性」	
			HCV	HBV
脂肪肝・その他	n＝820	84%	15%	1%
肝線維症	n＝300	74%	11%	15%
慢性肝炎	n＝294	33%	59%	8%
アルコール性肝炎	n＝318	77%	20%	3%
肝硬変	n＝1141	51%	44%	5%
肝癌	n＝981	32%	59%	9%
計	n＝3854	61%	%	6%

（高田 昭，他：アルコール性肝障害に対する新しい診断基準試案の提案．肝臓 34：880-896, 1993[1]より）

本酒に換算して1日平均3合以上の飲酒を少なくとも5年以上続けた場合を常習飲酒家といい，1日平均5合以上10年以上を続けた場合は大酒家としている．

診断基準

アルコール性肝障害の診断は従来より文部省総合研究（A）武内班の診断基準により，脂肪肝，アルコール性肝炎，肝硬変，肝線維化，慢性肝炎，非特異的変化の6病型に分類されていたが，C型肝炎ウイルス（HCV）の診断法の開発により，従来アルコール性と診断されていた症例のなかに高率にHCV抗体陽性例が見いだされた．HCV抗体陽性の頻度は肝硬変では18.2～47.1%，肝癌合併肝硬変では50～83.3%と多い．これらのことを踏まえて，1991年，文部省科学研究費補助金総合（A）「アルコール性肝硬変・肝癌の成因と病態に関する総合的研究」研究班（班長：高田昭）では従来の基準を一部改訂し，新しいアルコール性肝障害の診断基準試案を示している[1]．すなわち「アルコール性」と「アルコール＋ウイルス性」とを明確に区別しようと試みている（表1）．

「アルコール性」の特徴として，まず常習飲酒家であり，禁酒によりGOT, GPTおよびγ-GTPが著明に改善し（GOTおよびGPTは，4週で80単位以下あるいは前値が100単位以下の時は正常値まで低下し，γ-GTPは4週で前値の40%以下か正常値の1.5倍以下に低下すること），肝臓の著明な縮小を認めることを基準した．アルコール性肝障害の特徴的マーカーとしては血清トランスフェリンの微小変異，肝容積の増大，アルコール性肝細胞膜抗体陽性，GDH/OCT比が0.6以上があげられている．

「アルコール＋ウイルス性」では肝炎ウイルスマーカーが陽性で，禁酒後のGOT, GPTの変化を除き「アルコール性」の条件を満たす場合をいう．禁酒後のGOT, GPTの低下については禁酒後4週において120単位以下に，禁酒前値が120単位以下の場合は70単位以下まで低下することを基準にしている．

最近の進歩

アルコール代謝酵素の一つであるアルデヒド脱水素酵素（ALDH）には遺伝的多型性がある．

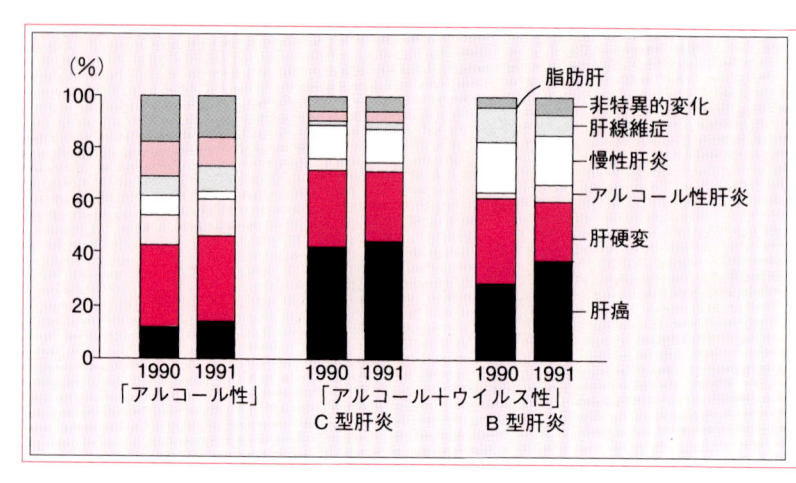

図2 高田班の基準によるアルコール性肝障害の各病型の病因別頻度（1990年，1991年）
（高田 昭，他：アルコール性肝障害に対する新しい診断基準試案の提案．肝臓 34：888-896, 1993[1]より）

アルコール性肝障害患者のほとんどがnormal homozygote（ALDH 2^1/ALDH 2^1）であるが，heterozygote（ALDH 2^1/ADH 2^2）では飲酒量が少なくてもアルコール性肝障害が発生しやすく，病変が重篤になることが示唆されている．また女性は一般に男性の2/3以下の飲酒量で，また飲酒期間が短くとも肝障害が成立する．原因として女性ホルモンの関与や胃粘膜ADHが少ないことが考えられている．

肝生検の目的

肝生検は臨床的にアルコール性肝障害と推定される疾患においては病型診断の確定のためや重症度の判定，また合併する肝疾患の診断，飲酒家におけるアルコール以外の原因の肝障害の診断のため，そして治療効果の判定などの際に施行されることが多い．

アルコール性肝障害の病型分類を表2に示す．高田班では非特異変化群，アルコール性脂肪肝，アルコール性肝線維症，アルコール性肝炎，重症型アルコール性肝炎，大（飲）酒家慢性肝炎，アルコール性肝硬変，大（飲）酒家肝癌，アルコール性肝障害（臨床的），アルコール性肝障害（疑）の10病型に分類した．1992年の全国集計の結果[2]によれば，各病型の比率については肝癌を除いた頻度は1968年以降大きな変化は認められていない（図1）．病因別の検討では「アルコール性」が61%，「アルコール＋ウイルス性」は39%であり，ウイルス性の原因のほとんどはHCVで33%であり，HBVは6%にしかすぎなかった（表3）．

アルコール性肝障害の病因別の病型頻度は「アルコール性」では肝線維症，非特異的変化，脂肪肝およびアルコール性肝炎の頻度が比較的高いが「アルコール＋ウイルス性」では慢性肝炎と肝癌の頻度が明らかに高かった（図2）．アルコール性脂肪肝，アルコール性肝線維症，アルコール性肝炎においてはHCVの関与が低かった．

肝組織像の特徴

文部省総合研究（高田班）の全国集計による肝生検標本143例の検討[3]ではアルコール性肝障害の特徴として星芒状線維化，肝細胞周囲性線維化，門脈域線維の稠密化および肝細胞の風船様腫大が有用であると述べている．その他，グリソン鞘の変化として中等度の線維性拡大，軽度の単核球浸潤，細胆管の増生があり，肝実質の変化として風船様腫大以外に巨大ミトコンドリア，鉄沈着がある（表4）[4]．腫大した肝細胞により類洞が圧排され狭小化のために門脈圧が亢進する．肝細胞の脂肪沈着や風船様腫大は中心静脈周囲に多く認められることも特徴の一つである．

非特異的変化群

肝機能検査には明らかな異常を認めるが，肝生検組織では非特異的変化を認めるのみか，あるいはほぼ正常と判定される．長期にわたる飲酒家で

も肝に異常所見がまったく認めないことがある．

アルコール性脂肪肝

中性脂肪が肝細胞内に異常に蓄積し，脂肪滴がすべての肝小葉のおよそ1/3以上の領域にわたってみられる．実際にはHE染色で，空胞として観察される．肝小葉の基本的構造はよく保たれており，その他の形態学的異常を認めない．脂肪滴は初期には肝小葉中心部に認められるが，高度になると小葉全体にわたってびまん性に観察される．脂肪滴は核より小さなものから，数個の肝細胞くらいの大きなものまであり，細胞質が脂肪滴に満たされ，核は辺縁に圧排される（図3）．成立機序については脂肪酸酸化の低下，中性脂肪の合成亢進および蛋白代謝障害により，リポ蛋白異常をきたし，脂質蓄積が亢進すると考えられている．

アルコール性肝線維症

ウイルス性に比較し，アルコール性では線維増生が門脈域だけでなく中心静脈周囲にも認めるのが特徴である．線維化の主体は中心静脈周囲性（perivenular fibrosis），肝細胞周囲性（pericellular fibrosis），Glisson鞘の星芒状に延びる線維化（stellate fibrosis, sprinkler fibrosis）の所見を認め，門脈域での慢性の炎症細胞浸潤や肝細胞壊死の乏しいものとされている（図4,5）．非アルコール性肝疾患に比して，肝線維症ではⅣ型コラーゲンおよびラミニンがDisse腔内に著増し，産生部位として，伊東細胞，内被細胞，肝細胞が示唆されている．種々のサイトカインが線維化に影響を及ぼすと考えられている．

アルコール性肝炎

肝細胞の変化としては風船様腫大（ballooning degeneration）と好酸体（acidophilic body）が認められる．風船様腫大は小葉中心部に優位でアルコールの代謝産物であるアセトアルデヒドによりmicrotubulesが減少し，肝細胞内に分泌蛋白や水分が貯留した結果によると考えられている．小葉構造は正常であるが多数の小脂肪滴の集積により著明に肝細胞が腫大するとmicrovesicular

表4 アルコール性肝障害の組織学的特徴

1. アルコール単独群
    1) 特徴的な線維化
       肝細胞周囲性線維化，星芒状線維化，中心静脈硬化
    2) グリソン鞘の変化
       中等度までの線維性拡大，軽度の単核球浸潤，細胆管増生
    3) 限界板の不分明化
       細線維伸長によるもので，顕著なpiecemeal necrosisを認めない．
    4) 肝実質の変化
       風船状膨化，胞体の凝集傾向（巨大ミトコンドリアなど），種々の程度の脂肪化，ヘモジデリン沈着，類洞の炎症性細胞浸潤は軽度
2. 混在群
   上記の1.の組織学的特徴に加え
    1) グリソン鞘における中等度以上の線維性拡大と単核球浸潤
    2) リンパ濾胞の高頻度の出現
    3) 明らかなpiecemeal necrosisによる限界板の破壊
    4) 実質域における種々の程度のspotty necrosisとacidophilic body

（前山史朗，他：アルコール性肝障害の形態．肝胆膵 32：667-676，1996[4]）より）

steatosis（alcoholic foamy degeneration）という．肝小葉を亜小葉性に分断する幅の狭い線維帯の形成，肝細胞を取り囲むように進展する肝細胞周囲性の線維増生の形態をとる．好中球浸潤をともなう肝細胞の壊死と変性を認める．アルコール性肝炎では肝組織内に好中球浸潤をみることが多く，ウイルス性肝炎の浸潤細胞がリンパ球主体であることと異なっている．アルコール硝子体（hyaline body, Mallory body）はMalloryが初めてアルコール性肝硬変で報告した硝子様構造物で，通常膨化した肝細胞内に認められ，HE染色ではエオジンに濃染し（図6），マロリー・アザン染色あるいはクロモトロープ・アニリン・ブルー染色により紅色あるいは青紫色に染色される．形状は顆粒状，小塊状や樹枝状に観察される．局在は小葉中心部が多いが，アルコール性肝硬変では小葉周辺部にも存在する．電顕的には径10〜20 nmの管状フィラメント様構造物の集合体であり，その由来は細胞骨格の主要形成成分である中間径フィラメントと考えられている．形成の機序としてビタミンA欠乏やケラチン蛋白の存在が考え

図3

図4

図5

図6

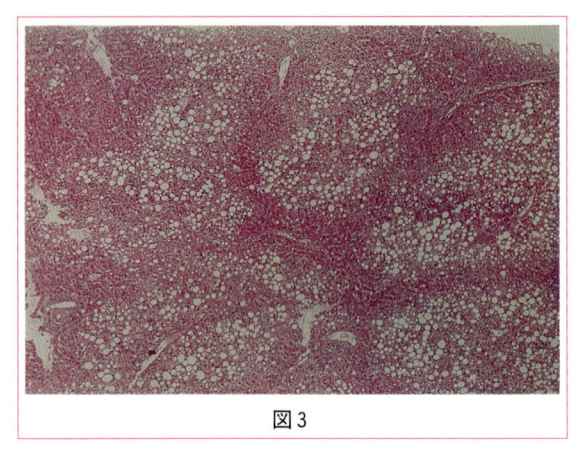

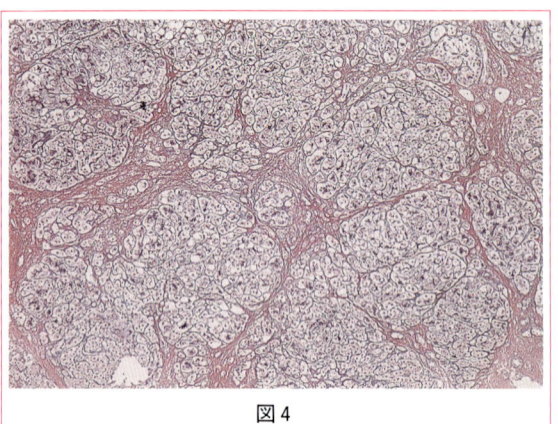

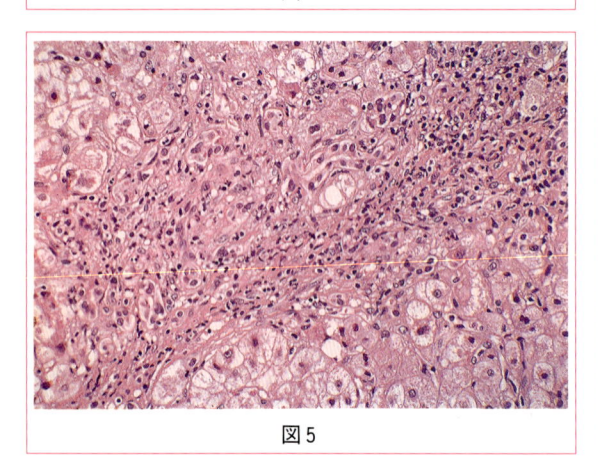

図7

図8

られている．
　アルコール硝子体はアルコール性肝障害以外に原発性胆汁性肝硬変，Wilson病，肝細胞癌などにも認められ，アルコール性に特徴的所見とはいえないが，アルコール性肝障害に発現する頻度は高い．しかし，アルコール硝子体の出現頻度は欧米に比してわが国においてはきわめて低い．

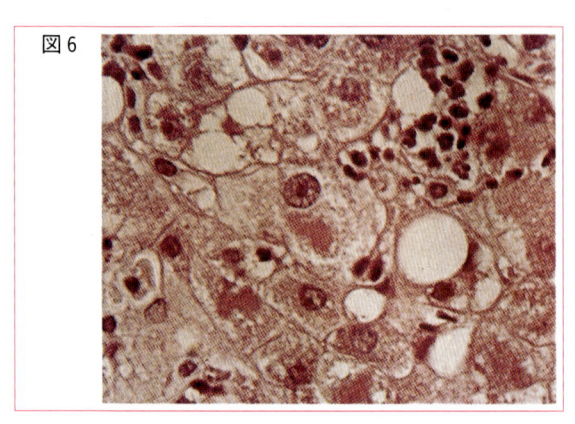

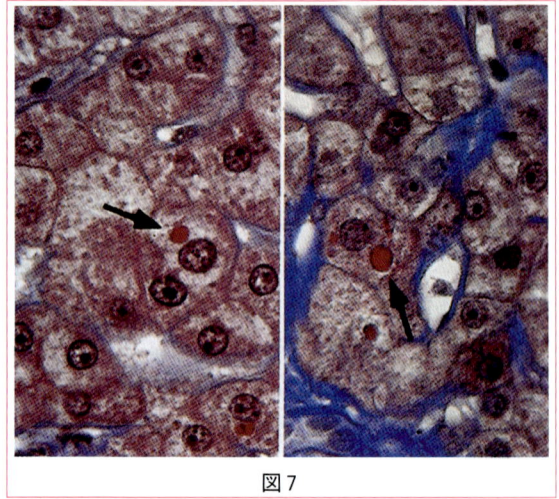

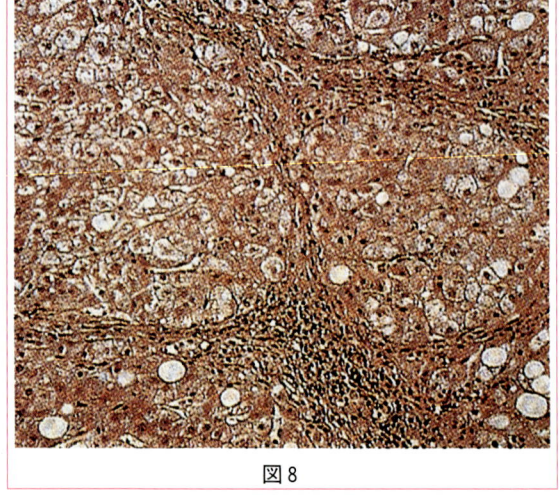

　その他のアルコール性肝障害を考える所見としては巨大ミトコンドリアがある．巨大ミトコンドリアは好酸性で類円形の小体としてみられる（図7）．アルコール性肝障害以外の症例ではみられ

ない．

重症型アルコール性肝炎

アルコール性肝炎のなかで肝性脳症，肺炎，急性腎不全，消化管出血を合併し，エンドトキシン血症をともない1ヵ月以内に死亡する．組織学的には多数のMallory体の出現，胆栓，肝細胞周囲性線維化および強い肝細胞の変性壊死がみられる[5]．剖検例の検討ではsubmassive necrosisを呈し，肝不全にもかかわらず肝重量が増加し，肝腫大を認めることが多い．

大(飲)酒家慢性肝炎

肝組織学的に犬山分類またはヨーロッパ改訂分類に一致した慢性肝炎の所見があり，「アルコール性」と「アルコール＋ウイルス性」の両者がある．断酒薬のシアナマイドを服用すると慢性肝炎に類似した肝組織像を呈する場合があり，組織像では門脈域に炎症細胞浸潤や胆管増生を認めることがあるので診断の際には注意を要する．

アルコール性肝硬変

初期においては肉眼所見で色調は灰黄色を呈し，微細顆粒状の凹凸を呈し，肝の辺縁は鈍化しており，硬度は増している．腹腔鏡像の特徴としては肝右葉の腫大，辺縁の鈍化，多数のリンパ小水泡が観察される．偽小葉結節は3mm以下の小結節性で，肝全体に均一にみられ，間質の幅は狭いのが特徴である．肝生検組織像を図8に示す．病変が進行してくると，偽小葉は直径5mm以上の結節を認めるようになる．

大(飲)酒家肝癌

常習飲酒家，大酒家の肝癌例はHCV陽性例が多い．

組織診断からみた鑑別疾患

肝組織所見がアルコール性肝障害に類似する非飲酒者の存在が明らかにされnon-alcoholic steatohepatitis (NASH)として報告された．組織学的[6]には，脂肪肝を基礎に炎症細胞浸潤をともなう肝細胞壊死，Mallory体，肝細胞の風船様腫大，中心静脈周囲性や肝細胞周囲性の線維化そして星芒状に延びる線維化を認めアルコール性肝炎と類似した組織像を呈する．病因[7,8]としては肥満，糖尿病，空腸・回腸バイパス術後，胃形成術，小腸切除，ある種の薬剤（副腎皮質ステロイド，エストロゲン製剤など）が知られている（表5）．最近，神経因性食欲不振症の経過中，著明な肝腫大を呈し，肝不全にて死亡したNASHの報告があった[9]．

表5　脂肪性肝炎（steatohepatitis）の病因

I) アルコール性（alcoholic）
  a) アルコール性肝炎（alcoholic hepatitis：ALH）
II) 非アルコール性（non-alcoholic）
  a) 肥満
  b) 糖尿病
  c) 空腸・回腸吻合術
  d) 胃形成術
  e) 小腸切除
  f) Weber-Christian病
  g) 薬物（amiodarone, perhexiline maleate, Corticosteroids, 合成エストロゲンなど）

[Scheuer PJ, et al.: Fatty liver and lesions in the alcoholics. Liver Biopsy Interpretation (Scheuer PJ, et al., ed.), p.81-101. WB Saunders, London, 1994[6]より]

治　療

アルコール性肝障害の治療は原則として禁酒と栄養状態の改善である．予後の決定には飲酒状況が重要であり，いかに禁酒を継続できるかどうかが予後に関係してくる．断酒会への入会のすすめや精神科医師との連携も必要となるが入退院を繰り返す人が多い．肝線維症，アルコール性肝炎，大酒家慢性肝炎は数年の経過で肝硬変に進展することがあり，肝硬変の前段階として重要である．アルコール性肝硬変患者の死因としては肝不全，消化管出血，肝細胞癌がある．ウイルス性に比較し消化管出血の頻度が高く，食道静脈瘤の破裂が多い．肝細胞癌まで進展した症例はHCV抗体陽性者が多く，アルコールと肝炎ウイルスは，発癌に対して促進効果を有することが指摘されている．

文献

1) 高田 昭, 奥平雅彦, 太田康幸, 他：アルコール性肝障害に対する新しい診断基準試案の提案. 肝臓 34：888-896, 1993
2) 高田 昭, 松田芳郎, 高瀬修二郎, 他：わが国におけるアルコール性肝障害の実態（その3）—1992年全国集計の成績から—. 日消誌 91：887-898, 1994
3) 加賀田豊, 奥平雅彦, 打越敏之, 他：アルコール性肝障害の病理組織学的検討. 肝臓 34：710-717, 1993
4) 前山史朗, 打越敏之：アルコール性肝障害の形態. 肝胆膵 32：667-676, 1996
5) 石井邦英, 安倍弘彦, 谷川久一：重症型アルコール性肝炎. アルコール性肝障害の病態・経過・予後（奥村恂, 高田 昭, 谷川久一, 編), p.143-152, 国際医書出版, 東京, 1990
6) Scheuer PJ, Lefkowitch JH：Fatty liver and lesions in the alcoholics. Liver Biopsy Interpretation (Scheuer PJ, Lefkowitch JH, ed.) p.81-101, WB Saunders, London, 1994
7) Hyman FZ, Kamal GI：Non-alcoholic steatohepatitis and other forms of pseudoalcoholic liver disease. Alcoholic Liver Disease (Hall P, ed.), Edward Arnold, London, 1995
8) 前山史朗, 打越敏之：Steato-hepatitis（脂肪性肝炎）の形態. 肝胆膵 36：379-387, 1998
9) 寺田光宏, 木谷 恒, 増田信二, 他：神経因性食欲不振症の経過中, 著明な肝腫大を呈し, 肝不全にて死亡した nonalcoholic steatohepatitis の1例. 肝臓 38：617-621, 1997

9. 脂肪肝

はじめに

近年，肥満やアルコール摂取の増加，および腹部超音波検査やCT検査を中心とした画像診断の進歩，職場検診，人間ドックによる肝機能検査の普及により，脂肪肝と診断される数が増加している．各種画像診断の進歩により脂肪肝の診断目的での肝生検の頻度は減少してきているが，その正確な診断や重症度の判定には肝生検による肝の形態学的検査が必要である．ここでは脂肪肝について肝生検診断を含めて簡単に述べたい．

臨床的概念

ヒトの正常肝は湿重量の3〜5％の脂質（リン脂質50〜70％，遊離脂質酸20％，中性脂肪20％，コレステロール8〜10％）を含むが，脂肪肝とは一般に中性脂肪が多量に肝に蓄積した状態である．臨床的には肝脂肪量が増加し10％を超えると脂肪肝とされ，光学顕微鏡で観察すると肝小葉の1/3以上に脂肪滴が認められる状態である．多くの場合この脂肪滴の沈着は可逆的であり，明らかな壊死，炎症，線維増生をともなわない病態を脂肪肝と診断する．

リン脂質とコレステロールは主として膜構成脂質であるため比較的一定に保たれるが，遊離脂質酸と中性脂肪は生体のエネルギー代謝と密接に関連するため，含有量が大きく変動する．肝への脂肪の沈着は，①肝における脂肪合成の促進，②肝における脂肪酸酸化の低下，③末梢から肝への脂肪動員の増加，④肝から末梢への脂肪運搬の障害などにより発生する．

臨床的には脂肪肝を病因で分類すると理解しやすい（表1）．頻度的に多いものとして，①肥満にともなう脂肪肝，②糖尿病にともなう脂肪肝，③アルコール性脂肪肝などがある．また，④医原性脂肪肝，⑤中毒性脂肪肝，⑥栄養障害性脂肪肝，⑦Reye症候群などの病態も存在する．

表1　脂肪肝の病因的分類

1. 肥満にともなう脂肪肝
2. 糖尿病にともなう脂肪肝
3. アルコール性脂肪肝
4. 医原性脂肪肝
   - 副腎皮質ホルモン
   - テトラサイクリン系抗生物質
5. 中毒性脂肪肝
   - 四塩化炭素
   - 黄リン
6. 栄養障害性脂肪肝
   - kwashiorkor
   - 妊娠性脂肪肝
   - 吸収不良症候群
   - 小腸短絡術後脂肪肝
7. Reye症候群

診　断

脂肪肝の診断の手順を表2に示す．

①病歴および理学的所見

脂肪肝の患者の自覚症状としては，全身倦怠感，食欲不振，腹部膨満感などがあげられるが，自覚症状を認めないことも多い．無症状でありながら，定期健康診断や他科受診時の血液生化学検査において，ごく軽度の血清トランスアミナーゼ活性値の上昇を指摘されて，初めて脂肪肝を疑われることも多い．基礎疾患の有無を知るため，内分泌性疾患や代謝性疾患の既往歴や家族歴の有無，妊娠との関連，飲酒量，食物摂取量，体重の増減，常用薬剤などについて問診する．

理学的所見では表面平滑で，辺縁鈍，硬度軟の腫大した肝臓を触れることが多い．しかし，組織学的に肝に高度の脂肪沈着があっても，肝腫大を認めないこともあり，脂肪肝の程度と臨床症状と

表2 脂肪肝の診断

1. 病歴および理学的所見
    自覚症状，家族歴，既往歴，嗜好品，常用薬剤，肝腫大（表面平滑，辺縁鈍，硬度軟）
2. 血液生化学的検査
    コリンエステラーゼ，トランスアミナーゼ，血清脂質，γ-GTP，（レプチン）
3. 色素排泄能試験
    BSP排泄試験，ICG排泄試験
4. 腹部超音波検査
    bright liver，肝腎コントラストの増強，肝内血管の不明瞭化，深部エコーの減衰
5. 腹部CT検査
    肝CT値<50 HU，肝CT値/脾CT値<0.85
6. 腹腔鏡および肝生検
    肝腫大，肝縁鈍，豹紋状紋理
    肝組織標本上，すべての小葉のおよそ1/3以上の領域にわたって肝細胞の脂肪化があり，そのほかは顕著な形態学的異常を認めない．

は必ずしも一致しないこともある．

②血液生化学的検査

　肥満にともなう脂肪肝ではGOT，GPTは正常ないし軽度の上昇に留まり，GPT優位であることが多い．一方，アルコール性脂肪肝ではGOT優位のトランスアミナーゼの上昇を認めることが多く，こ場合アイソザイムでミトコンドリア由来のGOT（mGOT）の占める割合が多い．またγ-GTPの上昇を認めることが多いが，飲酒家でのγ-GTPの上昇は，脂肪肝自体によるものではなく，アルコールによる酵素誘導に基づく上昇であることが多い．

　脂肪肝では，肝における蛋白合成能あるいは栄養状態を反映する血中コリンエステラーゼ(ChE)値が正常上限～軽度の上昇を示し，脂肪肝の血清診断上有用である．ChE値はアルコール性脂肪肝では正常～軽度の上昇に留まるが，肥満にともなう脂肪肝では比較的高度に上昇することがある．また肥満や過栄養による脂肪肝では血中コレステロールや中性脂肪が高値を示すことも多い．

　脂肪肝では膠質反応（TTT，ZTT）が正常範囲であることが多く，膠質反応が高値である場合にはむしろウイルスによる慢性肝炎や自己免疫性肝炎を疑うべきである．

　近年，肥満遺伝子である*ob*（obese）遺伝子がクローニングされ[1]，その遺伝子産物であるレプチンが，強力な摂食抑制作用をもち，生体のエネルギー代謝調節や神経内分泌調節に関与することが明らかになってきている．レプチンは，脂肪組織から分泌されるペプチドホルモンであり，その生合成や分泌は体脂肪量によって変動し，体脂肪率とよく相関することが報告されいる．新山らは，脂肪肝のない63名と脂肪肝（30%以上の肝脂肪沈着）の15名の血中レプチン値を比較すると，5.0 ± 3.0 ng/ml vs 10.3 ± 7.5 ng/ml（$p<0.01$）と有意の差がみられたと報告している．今後，血中レプチン値の測定が体脂肪率の増加や脂肪肝の診断に有用と考えられる[2]．

③色素排泄能試験

　BSP排泄試験では脂肪肝例の70%程度に，またICG排泄試験ではその20%程度に軽度の異常を認めるとされる．ただし，BSP排泄試験はアナフィラキシーショックの副作用があるため，現在ではDubin-Johnson症候群を疑うとき以外ではあまり用いられていない．

④腹部超音波検査

　脂肪肝の確定診断は肝生検によってなされるが，腹部超音波検査（US）は脂肪肝の診断にたいへん有用である．USでは脂肪は高エコー域として描出される[3]．脂肪肝のUS所見としては，①肝実質エコー輝度の上昇（bright liver），②肝腎コントラストあるいは肝脾コントラストの増強（liver-kidney contrast：腎臓あるいは脾臓に比べて肝のエコーレベルが上昇），③肝内血管の不明瞭化（vascular blurring），④深部エコーレベルの減衰（deep attenuation：肝のエコーレベルが表層に比べ深部で低下）などがあげられ，これらの所見の総合判定によって肝内脂肪沈着の程度を診断することが可能である．

⑤腹部CT検査

　人体組織のCT値は空気を-1000 Hounsfield単位（HU），水を0 HU，骨を$+1000$ HUとした相対値として表現され，脂肪組織（-80～-120 HU）は肝臓（40～70 HU），脾臓（50～70 HU），血液（35～50 HU）よりCT値が低い．したがって単純CTでは脂肪肝患者の肝実質は肝内の脈管

表3 病因と脂肪滴の形態

	急性脂肪肝	慢性脂肪肝
脂肪蓄積の経過	急性	慢性
おもな病因	テトラサイクリン中毒 妊娠性脂肪肝 Reye症候群	肥満にともなう脂肪肝 糖尿病にともなう脂肪肝 慢性アルコール性脂肪肝 kwashiorkor
肝機能	高度の異常	一般に軽度の異常
組織所見 　脂肪滴の大きさ 　細胞核の偏在 　脂肪の肝小葉内分布	微小～小滴性 無いことが多い 多くはびまん性	中～大滴性，大小混在 顕著 肝小葉中心帯に高度 （アルコール性） 門脈周囲性（糖尿性）

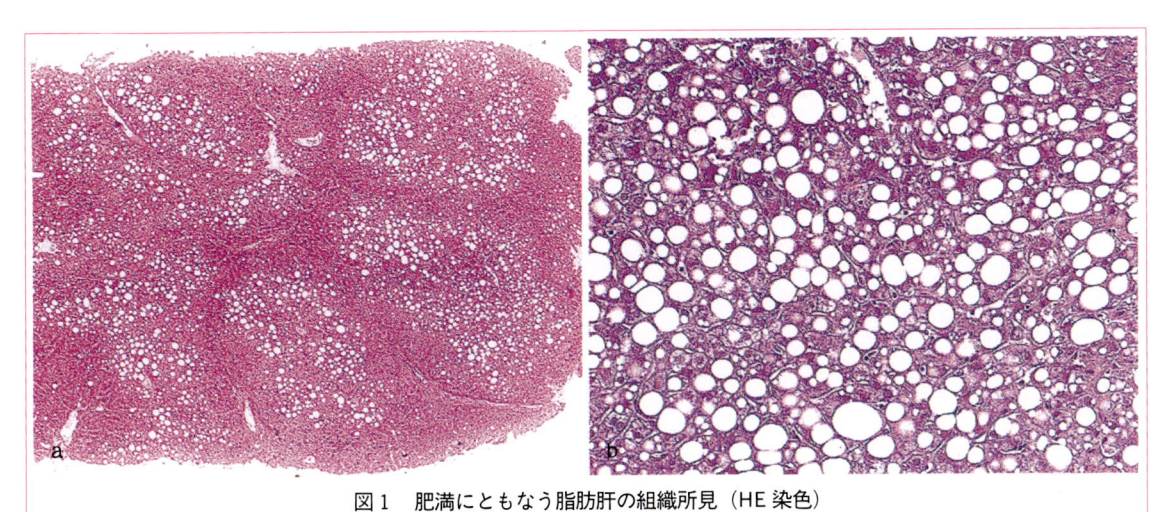

図1　肥満にともなう脂肪肝の組織所見（HE染色）
a：小葉の1/3以上の領域にわたって肝細胞の脂肪化がみられる（×40）．線維化や炎症細胞の浸潤は認めない．
b：肝細胞の胞体内に大小の脂肪滴が見られる．脂肪滴の蓄積した細胞では核が辺縁に押しやられ，核が観察されないものも多い（×200）．

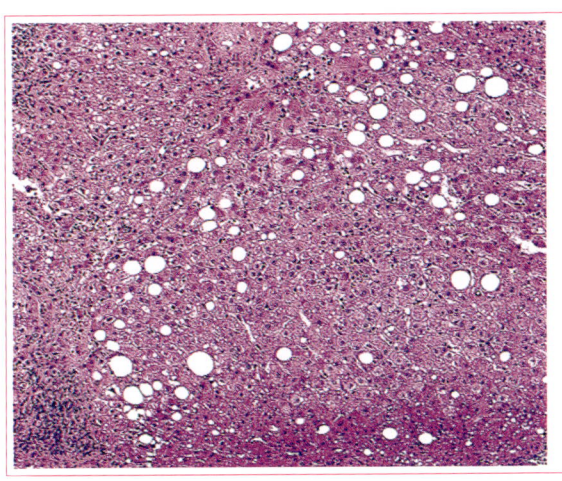

図2　C型慢性肝炎のみられる脂肪化（HE染色，×200）
　C型慢性肝炎の特徴であるリンパ濾胞の形成と軽度の脂肪化が認められる．

や脾臓よりも低吸収域となり，肝内の脈管が相対的に樹枝状の高吸収域として描出される．肝のCT値は肝への脂肪沈着の程度とよく相関することが知られており，単純CTでの肝のCT値が50 HU以下あるいは肝脾比が0.85以下であれば脂肪肝と判定される．

腹部USやCT検査の普及により，肝内の一部に限局して脂肪化をきたす非びまん性脂肪肝，いわゆる"まだら脂肪肝（irregular fatty change）"の存在が知られるようになった．まだら脂肪肝の原因は明らかではないが，通常のびまん型脂肪肝の前段階とも考えられている．非びまん性脂肪肝は，Ⅰ型〜Ⅲ型にわけられる[4]．Ⅰ型は限局性低脂肪化（focal spared type）で広汎な脂肪化部の中に限局性に低脂肪化部が残存するもので，Ⅱ型は区域性地図状脂肪浸潤（segmental type, geographic type）で，肝静脈を境として区域性に脂肪が沈着し地図状を呈する．またⅢ型は限局性脂肪変性（focal fatty change）で，非脂肪肝中に限局性（腫瘍様）に脂肪が沈着したもので，頻度としてはまれであるが，脂肪化をともなう肝細胞癌（20 mm以下の高分化型肝細胞癌には脂肪化をともなうことが多い）との鑑別が問題となることがある．

⑥腹腔鏡および肝生検

腹部US，CTなどの非侵襲的検査法の進歩した今日では，腹腔鏡下肝生検が脂肪肝の診断に果たす役割は相対的に減少してきている．しかし，肝生検は今なお脂肪肝の診断上もっとも確定的な検査法であり，腹腔鏡検査は肝生検の適切な部位を決定し，肝生検を安全に遂行するためには不可欠である．川村らは脂肪肝の腹腔鏡所見として次のような特徴を述べている[5]．肝臓は全体に腫大し，肝縁は一様に鈍化し，肝表面は平滑で，光沢を有し，硬度はきわめて軟らかく，いわゆる豹紋状紋理（leopard skin-like spotting）と呼ばれる紋理が観察できることが多いとしている．この紋理は，肝臓本来の赤褐色の基本色調の中に，脂肪浸潤による黄色調の小斑点が規則正しく配列することによって生ずる肝表面紋理であり，脂肪肝にきわめて特徴的な所見であるとしている．肝組織内に沈着する脂肪の量が増加するにつれて肝腫大は高度となり，肝縁の鈍化も著しくなる．豹紋状紋理を構成する黄色小斑点の黄色調の程度も，淡明な橙赤色から明瞭な黄色まで段階的に移行する．

肝生検組織診断

①脂肪の診断

肝細胞内の脂肪は脂肪滴として認められる．中性脂肪は有機溶媒に可溶であり，脱水（エタノール）や中間剤処理（石油ベンジン）の段階で溶出してしまうため，通常のパラフィン包埋によるHE（hematoxylin and eosin）染色標本では肝細胞内円形空胞として観察される．したがって，組織中の脂肪滴を確認するためには，厳密には凍結切片を用いてSudan Ⅲ，Sudan black Bなどの脂肪染色を行う必要がある．また，電顕用固定のオスミウム酸でも黒くなるので証明用として使うことがある．

脂肪肝の診断基準としては文部省『アルコールと肝』研究班作成の診断基準である「肝病変の主体がHE染色ですべての小葉のおよそ1/3以上の領域にわたって認められる肝細胞の脂肪化fatty changeであり，そのほかには顕著な形態学的異常を認めないもの」が一般的に用いられている．脂肪肝の生検組織診断には，①脂肪蓄積の程度，②脂肪蓄積の肝小葉内分布，③蓄積脂肪の肝細胞内分布，④脂肪滴の大きさなどをふまえて診断することが大切である．脂肪蓄積の程度に関して打越らは，肝小葉の約10〜30%程度を軽度，30〜50%程度を中等度，50%以上を高度に分け，中等度以上を脂肪肝（fatty liver）とし，それ以下は脂肪化（fatty change）としている．ここで注意しなければならないのは，小葉内の脂肪化した細胞数の比（肝細胞脂肪化率）は，脂肪滴の大きさは考慮されていないため，肝脂肪量を正確には反映していないことである．脂肪滴の占める面積比（肝脂肪滴占拠率）は肝組織中の中性脂肪量とよく相関し，脂肪の定量的評価に適している．肝脂肪滴占拠率で10%，20%はそれぞれ肝細胞脂肪化率30%，40〜50%に相当すると報告されている．

②脂肪滴の形態と組織内分布（表3）

脂肪蓄積の肝小葉内分布，肝細胞内分布，脂肪

滴の大きさは，脂肪肝の病因や病態を考えるうえで大切である．脂肪肝は脂肪滴の大きさによっては小脂肪滴性（microvesicular fatty change：肝細胞核より小さい）と大脂肪滴性（macrovesicular fatty change：肝細胞とほぼ同じ大きさ）とに分けられ，その大きさは脂肪蓄積の病態に依存するが，両者の混在や移行が認められる．脂肪滴が小さい時は肝細胞の大きさは変化なく核もほぼ中央に位置している．脂肪滴が大きくなると肝細胞も腫大し核は辺縁に圧迫されsignet ring cell状になり，割面によっては細胞自体が脂肪滴によって置き換えられたように観察される．一方，微小〜小脂肪滴が胞体内に多数びまん性に存在すると核は胞体の中心に位置する．また脂肪滴の肝小葉内の分布によって，中心帯性，周辺帯性，びまん性に分類される．

このように脂肪化の病因や病態によって脂肪化の組織像に特徴があるので，肝生検組織診断を行う場合，これらの特徴を知っておく必要がある．アルコール過量摂取に基づく徐々に蓄積する慢性の脂肪肝では，大脂肪滴性または大小脂肪滴の混在になることが多く，小葉中心帯に好発する．近傍の肝脂肪に水腫様腫大や腫大したミトコンドリアが見られ，硝子体をともなうこともある．また肝細胞周囲線維化，緻密線維化をともなうことがある．糖尿病性脂肪肝では大脂肪滴性または混在型の脂肪化が門脈域周囲に見られ，核の空胞化をともなうことが多い．高カロリー輸液や黄リン中毒による脂肪肝では大脂肪滴性で周辺帯性で始まることが特徴的であり，いずれも病態が進行するにつれてびまん性となる（図1A，1B）．

急性妊娠脂肪肝やテトラサイクリン中毒による脂肪肝の場合は，脂肪滴が小さい．急性妊娠脂肪肝では小葉中心帯の肝細胞の変性と微小滴脂肪化が特徴的である．Reye症候群では脂肪滴が微小でHE染色標本では見にくく，脂肪染色や電子顕微鏡などで確認できる（masked fatty change）．

③C型肝炎と脂肪化

C型慢性肝炎（C-CH）の組織学的特徴として，①リンパ球の集簇あるいは濾胞形成，②胆管障害，③脂肪変性があげられる[7]．脂肪変性はC-CH症例の53.7〜72.0％に認められ，B型慢性肝炎（B-CH）や自己免疫性肝炎（AIH）のそれに比して高頻度に観察されるとしている．脂肪化のパターンは大脂肪滴性脂肪変性で，その程度は軽度であることが多い．典型的な脂肪肝とC型慢性肝炎に脂肪肝をともなったものの鑑別は，生検組織からはその脂肪化の程度やリンパ濾胞形成の有無などより比較的容易と考えられる（図2）．しかし，トランスアミナーゼの変動などの血液生化学検査からは，その鑑別に注意が必要である．

近年，MoriyaらはC型肝炎ウイルスのコア遺伝子を導入したトランスジェニックマウスの肝で脂肪化が認められ，C型慢性肝炎と脂肪化の関係を直接的に示唆する結果を報告している[8]．たいへん興味ある報告であるが，慢性肝炎の脂肪化はC型肝炎に特異的な所見ではなく，今後さらに検討する必要があると考えられる．

④早期の肝細胞癌にみられる脂肪化

肝癌に高頻度にみられる脂肪化，明調細胞化は，早期の高分化型肝癌の特徴的な組織所見の一つである．神代らによれば，脂肪化の頻度は径1.1〜1.5cmで42.4％ともっとも高く，径1cm以下の微小なもので18.8％，および径3cmを超えるような進行した癌結節では15.6％と低くなる．また径3cm以上の癌結節では脂肪化がみられても部分的なもので，癌病巣全体にびまん性にみられることはないとしている[9]．高分化型肝癌によく観察される脂肪化は，動脈性腫瘍血管が十分に発達するまでの間の，一過性の酸素不足によって生じている可能性がある．このような症例においては，前述した限局性脂肪変性（focal fatty change）との鑑別が重要である．

治療および予後

脂肪肝の治療の原則は，脂肪肝の原因を明らかにし，これを除去することである．肥満にともなう脂肪肝患者は末梢脂肪組織の増大によって脂肪酸の動員が増加しており，肥満者の半数に種々の程度の脂肪肝がみられる．肥満にともなう脂肪肝は減量によって改善することが多い．具体的には1日800〜1000kcalの食事を目標とした高タンパク，低糖質食とし，規則正しい適度な筋肉運動によるカロリーの消費が必要である．

アルコール性脂肪肝は，禁酒と十分な栄養補給

(高タンパク食）によって比較的短期間（4〜8週）で改善すると考えられている．しかし，アルコール性肝炎やアルコール性線維症，アルコール性肝硬変に合併した脂肪肝の予後は必ずしも良くなく，また高度の脂肪肝では脂肪塞栓による突然死が報告されている．

糖尿病による脂肪肝は，インスリン非依存性の成人肥満型糖尿病患者に多くみられるが，インスリン依存性の若年型糖尿病患者には比較的少ないことが，Bairらによって報告されている．これらのことは，糖尿病性脂肪肝が糖尿病自体の代謝異常よりも，肥満とより深い関係を持つことを示している．糖尿病性脂肪肝の治療は，血糖のコントロールによる糖尿病状態の改善とともに肥満への対策が重要である．

おわりに

脂肪肝の診断は比較的容易で，一部の急性脂肪肝を除けば予後良好な疾患群である．近年，分子生物学的手法の進歩により肥満遺伝子が発見され，肥満や脂肪化の解明が進んできている．またC型肝炎ウイルス自体が肝の脂肪化に直接関与している可能性が報告され，エキサイチングな分野になってきている．今後さらなる脂肪肝の病態の解明が期待される．

文　献

1) Isse N, Ogawa Y, Hosoda K, et al.: Structural organization and chromosomal assignment of the human obese gene. J Biol Chem **270**：27728-27733, 1995

2) Considine RV, Sinbe MK, Heiman ML, et al.: Serum immunoreactive-leptine concentrations in normal-weight and obese humans. N Engl J Med **334**：292-295, 1996

3) Joseph AEA, DCewbery KC, McGuire PG, et al.: Ultrasound in the detection of chronic liver disease (the brightliver). Brit J Radiol **52**：134-188, 1979

4) 太田恵輔，矢島義昭：脂肪浸潤（脂肪肝）．超音波診断（第2版）（日本超音波医学会，編），p. 537-540, 医学書院，東京，1994

5) 川村正，渡辺俊明：脂肪肝，腹腔鏡検査アトラス，国際医書出版，東京，1990, p.175-180

6) Ishak KG: New development in diagnostic liver pathology. in Pathogenesis of liver. (Farber EC, Phillips MJ, Kaufman N, eds), p. 223-373, Williams & Wilkins, 1987

7) Scheuer PJ, Ashrafzadeh P, Sherlock S, et al.: The pathology of hepatitis C. Hepatology **15**：567-571, 1992

8) Moriya K, Yotsuyanagi H, Shintani Y, et al.: Hepatitis C virus core protein induces hepatic steatosis in transgenic mice. J Gen Virol **78**：1527-1531, 1997

9) 神代正道：早期肝癌と類似病変の病理．東京，医学書院，1996

10. 肝硬変

はじめに

肝硬変は慢性肝疾患の終末像と考えられており，肝障害に起因する直接的な臨床症状と検査成績の異常を示すのみでなく，全身諸臓器の障害をともなう全身性疾患である．最近の診断技術の確立や治療法の進歩により，生存期間が延長するとともに肝細胞癌を高頻度に合併することが問題となっている．

臨床的概念

肝硬変は肝炎ウイルス感染，アルコール過剰摂取，代謝異常，自己免疫現象，栄養障害，循環障害，慢性薬物障害など種々の原因により線維が増生し，文字通り肝臓が硬く変化した肝障害の終末像である．

肝硬変は元来，純形態学的立場から診断されるべき疾患であり，以下の4項目を満たすものと定義づけられている[1]．

① 肉眼的に結節形成が存在する．
② びまん性の病変である．
③ 門脈域と中心静脈ないしは肝静脈間に線維性隔壁が存在する．
④ 肝小葉構造の改築が存在する．

この肝硬変の定義は剖検肝を対象に定められたが，肝臓の肉眼所見と組織所見の両者を重要視しており，①②は生体肝では腹腔鏡検査で，③④は生検肝組織像によって把握が可能である．その意味において生検組織像は肝硬変の診断に重要である．

臨床的には種々の肝細胞の機能障害と門脈圧亢進症状をともなう非可逆的な病態と理解されている．肝硬変では小葉の改築をともなうため血管系に著しい変化がみられる．このために，①肝細胞の合成，代謝能の低下，②異化，排泄能の低下，③門脈圧亢進，が生じる．つまり肝硬変は

表1 肝硬変の成因による分類

1．肝炎ウイルス：	B型肝炎ウイルス C型肝炎ウイルス
2．ウイルス以外の感染・寄生虫：	先天性梅毒 日本住血吸虫
3．アルコール性	
4．栄養障害性：	腸バイパス術後
5．薬剤性，毒物性：	オキシフェニサチン，メチルドーパ トロトラスト（thorotrast）
6．自己免疫性：	自己免疫性肝炎（AIH） 原発性胆汁性肝硬変（PBC）
7．うっ血性：	右心不全 Budd-Chiari症候群
8．続発性胆汁性：	先天性胆道閉鎖
9．先天性代謝異常：	Wilson病 ヘモクロマトーシス 糖原病，ガラクトース血症 α_1アンチトリプシン欠損症
10．その他：	サルコイドーシス Indian childhood cirrhosis

［国際肝臓研究会（IASL）の分類を修正］

肝内外の血管系の改築によって生じる病態と考えられる．このような状態は短期間で形成されるわけでなく，前段階とみなされる病変から何年もの年月を経て徐々に移行してくるものであり，臨床的には明確な境界はつけがたく，通常組織診断が臨床診断より優先されている．

成因および分類

肝硬変の成因とその頻度について表1，図1を参照されたい．わが国では肝硬変の成因としてはウイルス感染がもっとも重要であり約80％を占める．そのうちC型肝炎が約60％，B型肝炎が約20％を占める．純粋なアルコール性肝硬変は約12％にすぎず，アルコール性，自己免疫現象が大半を占める欧米の成因とは大きく異なってい

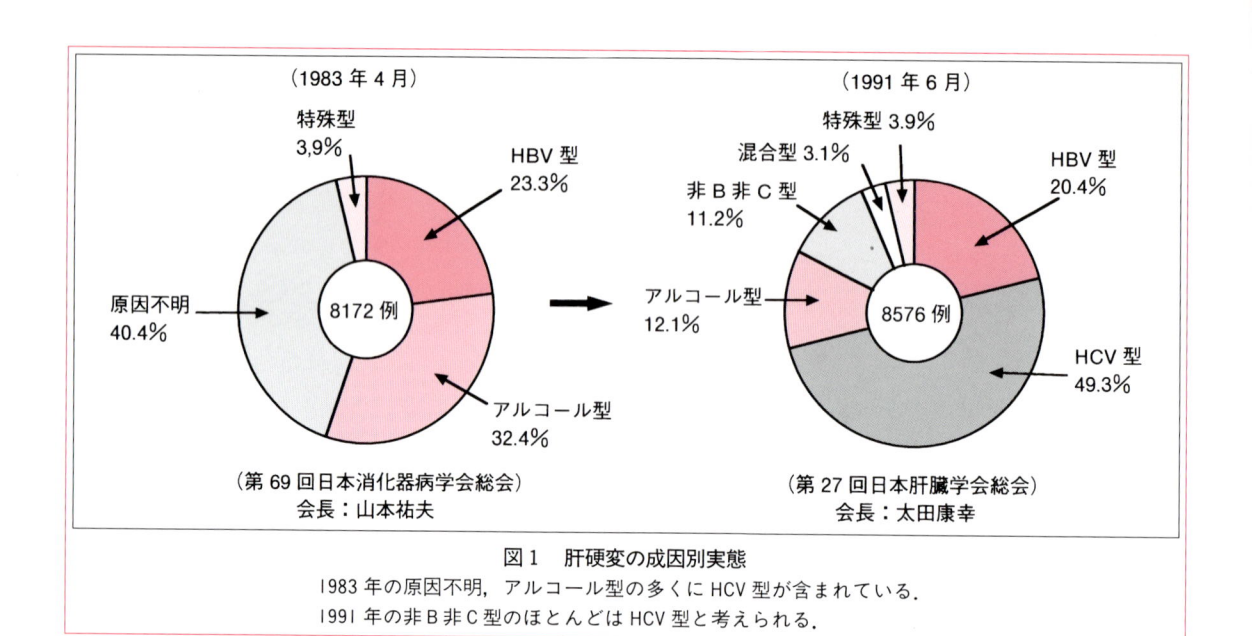

図1 肝硬変の成因別実態
1983年の原因不明,アルコール型の多くにHCV型が含まれている.
1991年の非B非C型のほとんどはHCV型と考えられる.

表2 肝硬変の形態学的分類

長与（1915）	甲	乙	
三宅（1960）	甲	乙	F
形態学的特徴	大小不揃いの結節 広い間質	中〜大結節 薄い間質	小結節 薄い間質
原因	ウイルス肝炎 中毒性肝炎		常習飲酒 栄養障害
原因となる形態学的特徴	肝実質の広範壊死	間質性肝炎（慢性肝炎）	高度の脂肪化

る．非ウイルス性肝硬変としては自己免疫性肝炎による肝硬変や原発性胆汁性肝硬変，Wilson病などの代謝疾患による肝硬変も成因として重要である．肉眼分類としては古くから三宅，長与の分類（表2）が使用されており，甲，乙，F型の3型に分類され，それぞれ病理学的成因を反映する．

肝硬変に関する最近の進歩

①線維化進展機序の解明

病因が何であれ肝硬変では線維増生が生じ，線維性隔壁内に細胞外マトリックスが著明に増加する．とりわけコラーゲン蛋白，糖蛋白の増加が著しく，正常肝に比較して約5倍に増加する[2]．また隔壁内だけでなくDisse腔内にもマトリックスが増加し類洞と肝細胞間の物質交換が阻害され，肝細胞機能の障害を引き起こす結果となる．これらのマトリックス産生細胞については，最近の研究の進歩により星細胞（伊東細胞）であることが明らかである[3]．線維性隔壁内には細長い細胞が多数見られるが，これはα-平滑筋アクチンを持つ活性化した星細胞であること，またDisse腔内の星細胞も活性化しており，肝硬変のマトリックス増加は活性化した星細胞に起因していることが証明されている[4]．病因にかかわらず肝細胞壊死が生じるとクッパー細胞が活性化し，クッパー細胞から放出されるTGF-βをはじめ種々のサイトカインが星細胞の活性化に働き，星細胞が活発に細胞外マトリックスを産生する．

②線維化マーカー

従来の3型プロコラーゲン-N-ペプチド（P-

Ⅲ-P), ラミニン, プロリン水酸化酵素 (PH) に加え，以下の線維化マーカーが測定されている.

1) ヒアルロン酸
ヒアルロン酸は D-グルクロン酸と N-アセチル-D-グルコサミンが交互に重合したムコ多糖体である. 肝線維化の進展とともに血清ヒアルロン酸値が上昇する[5]. その原因としては，線維化過程で肝臓の星細胞でのヒアルロン酸の産生が亢進する一方で，類洞内皮細胞の形態的変化を伴い，血液中のヒアルロン酸の類洞内皮細胞での取り込みや代謝能が低下することによる.

2) Ⅳ型コラーゲン
Ⅳ型コラーゲンは基底膜成分であるが，測定法には，Ⅳ型コラーゲンの異なる2つの領域を認識する EIA キット (パナッセイⅣ) と 7S ドメインを測定する RIA 法の 2 種類がある. ともに線維化の程度, 肝炎の活動性とともに増加する[6]. 一般にアルコール性肝障害で高値を示す傾向がある.

3) tissue inhibitor of metalloproteinase (TIMP)
TIMP はマトリックス分解に関わる matrix metalloproteinase (MMP) を阻害する分子である. 線維化においてⅣ型コラーゲン, ラミニン, P-Ⅲ-P, ヒアルロン酸と有意な正の相関をとり, 線維化の活動性を推測する指標として有用である[7].

4) matrix metalloproteinase (MMP)-1, -2, -3
いずれもマトリックス分解酵素で近年血清 MMP-1, -2, -3 が測定可能である. このうち MMP-2 はⅣ型コラーゲンやゼラチンを分解するが，線維化進展にともなってⅣ型コラーゲン, ヒアルロン酸と有意な正の相関をとり, 新しく線維化マーカーとして見なおされている.

このほか, ビトロネクチン, インテグリン β_1 など, 慢性肝疾患の肝線維化の程度とよく相関することが報告されている.

③治療法の開発
代償期肝硬変では高蛋白食 (1.2 g/kg 体重), 食後1時間程度の安静が勧められるほかには特殊な治療は必要ないが, C 型肝硬変に対しては発癌予防の面からインターフェロン投与の有効性が指摘されている. 将来は副作用を十分に考慮したうえで, 保険適応になることが期待される.

一方, 非代償期の低アルブミン血症に対して経口分岐鎖アミノ酸製剤 (リーバクト顆粒) が開発され, 血清アルブミン値の上昇や全身倦怠感の改善に効果が報告されている. また肝性脳症は, 誘因として高蛋白食, 便秘, 電解質異常, 消化管出血, 感染症などがあげられるが, 治療にはまず誘因を除去することが重要である. しかし, 高アンモニア血症に対してはたとえ脳症がなくても潜在性脳症として扱うことが推奨されており, 従来の難消化性二糖類に加え, 粉末のラクチトール (ポルトラック) が開発され, 使用可能となった.

肝生検

①目　的
臨床症状, 検査所見, 各種画像診断を総合することにより肝硬変と診断することはそれほど困難ではない. しかし, 完成した肝硬変で, ウイルスマーカー陰性の原因不明の肝硬変がしばしば存在するが, 病因が明確ではない場合には組織学的診断が重要である.

また臨床所見のみでは慢性肝炎と肝硬変との鑑別に迷う場合も多い. すなわち進行した慢性肝炎と初期の肝硬変との両者を明確に区別できず, 鑑別には組織学的診断が有用である. また肝硬変としても, 残存肝機能や病変の活動性を推し測るには線維性隔壁の太さや炎症細胞浸潤, 肝壊死像の所見が重要である.

このような点から, 肝硬変の病因, 肝硬変の程度と活動性を判定するために肝生検が有用である.

②手　技
肝生検の方法としては腹腔鏡下と超音波誘導下の2種類があるが, 前述したように肝硬変の診断には肉眼所見が重要であり, 腹腔鏡下のほうが肝硬変の診断能力は高い.

また肝硬変の組織診断のためには最低 15 mm の長さの組織片を要すると報告されている. また 20 mm の径を有する生検針を用いた場合の組織学的診断率は 85% であるのに対し, 15 mm の径の場合には 70% と低率となり生検針の太さによ

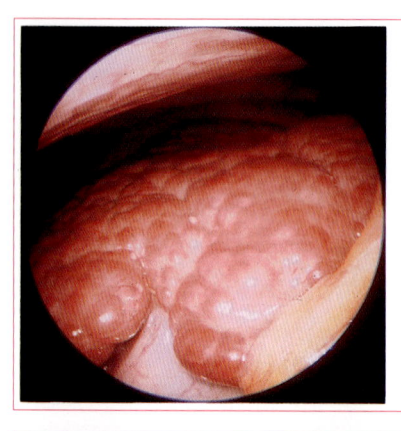

図2 B型肝硬変の腹腔鏡像
肝右葉はびまん性に大結節で被われている．

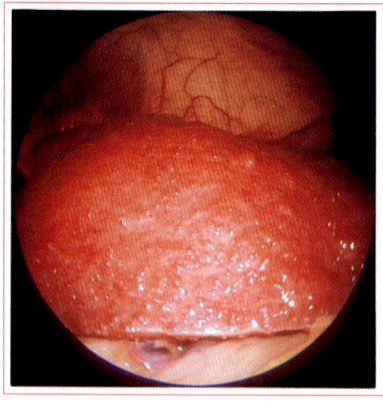

図3 アルコール性肝硬変の腹腔鏡像
肝左葉はびまん性に小結節で被われている．

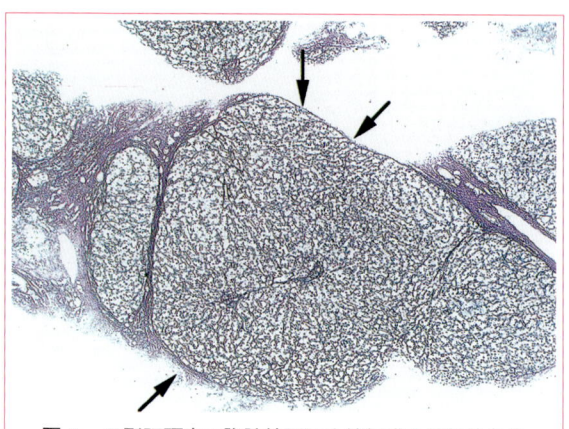

図4 B型肝硬変の腹腔鏡下肝生検組織の鍍銀染色像
丸く飛び出した辺縁に薄い結合組織線維の取り囲み（矢印）を認め，結節形成があることを示唆する．中程度の大きさの結節であり生検針の幅いっぱい（約2mm）を占める．このような結節を細い生検針で採取するとサンプリングエラーとなることがある．

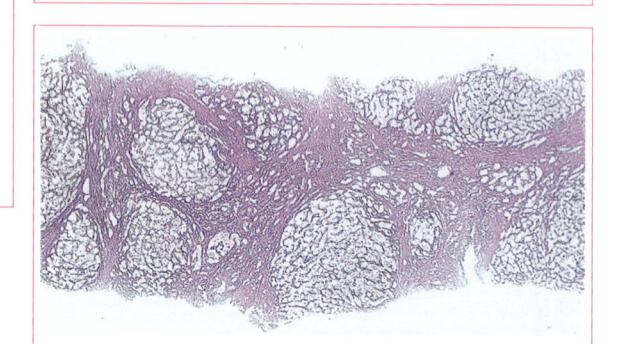

図5 アルコール性肝硬変の腹腔鏡下肝生検組織の鍍銀染色像
小結節，肝細胞周囲性線維化を認めアルコール性の特徴を有する．図4と同倍率であり，両者を比較すると小結節であることがわかる．このような小結節では細い生検針でも結節を認めやすい．

る診断能の差異が知られている．この点からいうと，腹腔鏡下肝生検では直径20mmのSilverman針を頻用するが，超音波下肝生検では通常18Gの吸引生検針（外径1.2mm）を使用しており，この点からも腹腔鏡下肝生検のほうが肝硬変の診断能力が高い．

③適応と禁忌

適応：臨床診断より，組織診断が優先され，すべての肝硬変が適応となる．

禁忌：肝硬変の進展とともに血小板減少，凝固因子低下が進行するが，肝生検は観血的な検査であるから，出血傾向の著明な症例では施行できない．当科では一応，血小板数4万以上，ヘパプラスチンテスト40％以上，出血時間8分以内を目安としているが，必要に応じて血小板輸血や新鮮凍結血漿を補充のうえ施行する．

また腹腔鏡検査に必要な気腹は心肺系にかなりの負担がかかるので，高度の心不全や呼吸不全を有する症例には侵襲が大きすぎて施行できない．詳細は総論を参照されたい．大量の腹水が貯留する患者は腹水を除去しながら気腹することも可能であるが，鼓腸をともなっていることが多いので腹水穿刺時には注意を要する．また非代償性肝硬変などでは一度に大量の腹水を除去することは合併症を誘発し病態を悪化させることがあるので，腹水のコントロールを行ったうえで検査を施行する．

一方，超音波誘導下肝生検では腹水貯留時は禁忌となる．

④合併症

肝硬変に限らず，肝生検は超音波誘導下，腹腔

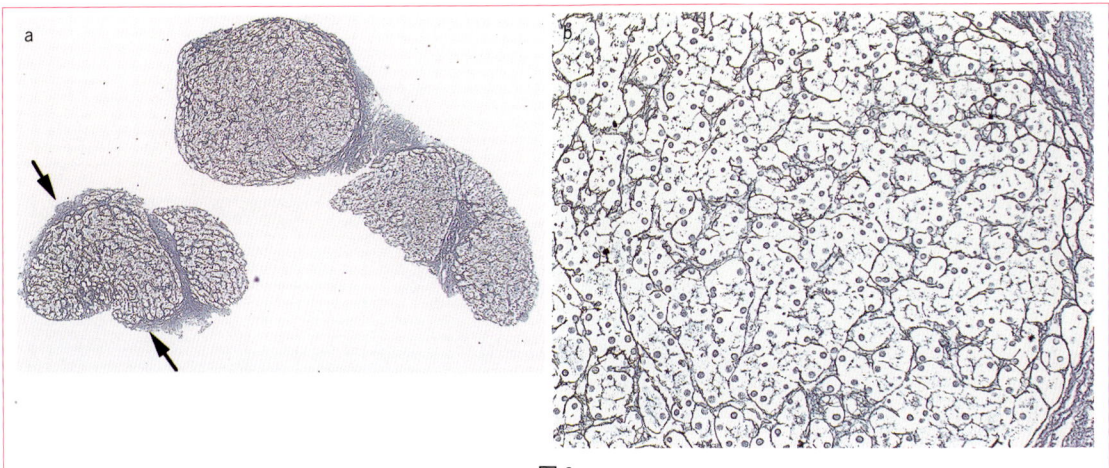

図6
a：18Gの吸引生検針によって採取されたC型肝硬変組織の鍍銀染色像．組織は断片化しているが，辺縁は丸みを呈し，薄い結合織の束が付着している．また門脈，中心静脈を同定しえない．（図4, 5と同倍率）
b：同部位の拡大像．このように断片化した組織でも肝細胞索は多層であり，このような所見を総合すると肝硬変と診断がつく．

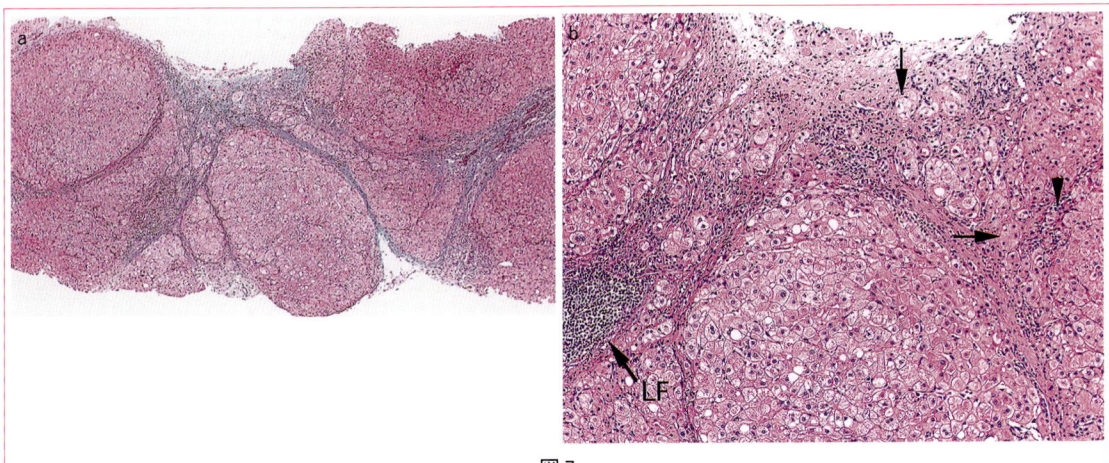

図7
a：C型肝硬変の腹腔鏡下生検組織のアザン染色像（図4, 5, 6aと同倍率）．線維化巣は淡青色で線維束も細く，初期の肝硬変である．線維は小葉内に細かく分断化するように入り込んでいる．
b：同部位のHE染色の拡大像を示す．リンパ濾胞（LF），ロゼット形成（矢印），小壊死巣（矢頭）を認め，炎症所見が強く活動性が高いことを示している．

鏡下いずれも観血的であり出血，腹痛，発熱，感染症などの合併症が，また腹腔鏡下では皮下気腫の合併症が知られている．肝硬変ではとくに出血について注意を要する．

⑤特殊染色

一般的なHE染色に加え，肝硬変ではとくに線維増生の有無が重要であり線維染色として鍍銀染色（膠原線維は茶褐色，細網線維は黒く染色される），マロリー・アザン染色（膠原線維が青く染色される）は必須である．またシリウスレッド染色では膠原線維染色が赤く染色され，線維と色素に相関が認められ線維化の定量に有用である[8]．さらに病因を検討するためには，鉄染色，オルセイン染色も必要である．

⑥診断にあたっての注意

肝硬変では結節の大きさによって組織学的診断

表3 吸引針生検組織で肝硬変を示唆する組織所見

- 生検組織の断片化.
- 断片化した組織の辺縁が丸みを呈している.
- 線維染色標本で組織の辺縁に薄い結合組織線維の束が付着している.
- 肝実質に中心静脈や門脈域の構造が確認できない.
- 肝細胞索は部分的に2層以上の配列を示し，一部に偽腺房様の肝細胞の配列を認める.
- 不規則な類洞腔の拡張を認める.

能力が異なる．腹腔鏡的に，大結節性（結節の径6 mm以上，図2），中結節性（径4〜5 mm），小結節性（経3 mm以下，図3）の3群に分けてそれぞれの群での組織学的診断率を検討すると，大結節の結節肝では肝硬変と診断できたのは61.7％であり，同様に中結節で87.5％，小結節で100％の成績であり，当然ながら結節が大型化するにしたがって組織学的に肝硬変の診断をくだすのは困難となる[9]．したがって肝表面の結節が大きいものでは腹腔鏡検査が有用であり，小さいものでは組織学的検査が有用である．

一方，穿刺部位による肝組織像の差異と組織片の肝表面からの深さによる肝組織像の差異もみられる．まず部位についての差異であるが，原田ら[10]によると肝硬変では2ヵ所から採取した肝組織像が一致する率は78.9％，3ヵ所では62％であり，慢性肝炎の2点一致率92.6％，3点一致率83.3％に比して著しく低率であり肝硬変の部位別組織病変の差異があることを意味している．また2〜3ヵ所の針生検で肝硬変と診断できる率は1ヵ所では69％，2ヵ所で79％，3ヵ所で100％であり，肝硬変では3ヵ所生検すればそのなかの1ヵ所は肝硬変の組織像を示す．また肝表層部と深部の差異では一般に小葉構造の改築程度は表層部が深部より高度，または同等であるが，肝硬変の診断を変えるほどの差異はないとされている．

以上より組織学的診断における false positive, false negative を避けるため，肝組織の長さに加えて少なくとも19 G以上の太さの生検針を使用すべきであり，可能ならば腹腔鏡下肝生検を実施すべきである．なぜなら肝表面の情報が得られ生検部位の選択が可能でありかつ安全などの利点があるからである．

生検診断のポイント

組織学的には，びまん性に線維性隔壁（P-C bridge）を形成し，門脈と中心静脈を結ぶ閉ざされた実質性結節を形成する（図4,5）．結節内には中心静脈も門脈もみられない．結節の大きさ，線維性隔壁の厚さは病因により異なるが，結節が径1 mm以下のものは小結節性肝硬変とよばれ，アルコール性肝硬変に特徴的である（図5）．小結節性では完全な結節が観察しやすく診断は容易である．一方，3 mm以下，5 mm以下のものはそれぞれ中結節性，大結節性と呼ばれるが完全な結節を確認しにくい（図4）．また線維性隔壁内には胆管増生をともなう．肝細胞索は厚く数層となり，ときに偽腺房様の構造を認める．肝硬変では，たとえ腹腔鏡下肝生検でも肝臓が硬いため，しばしば組織の断片化がみられる（肝硬変以外で断片化しやすいものに腫瘍がある）（図6）．上記に述べたように，細く小さな組織ではサンプリングエラーが多いが，とくに大結節の場合は注意を要する．たとえ結節を呈さなくても，厚い間質や生検組織を横走する線維性隔壁，肝細胞索の異常，血管の異常な位置関係，断片化した生検組織を認めた場合は積極的に肝硬変を疑う．また，同時に隔壁内の炎症細胞浸潤，偽小葉周辺の削り取り壊死，小葉内の小壊死巣をチェックする必要がある．炎症，壊死所見の強い場合は活動性の強い肝硬変として積極的治療を考える（図7）．吸引針生検では，組織が小さいため，特にサンプリングエラーが多く，得られた組織を注意深く観察する必要がある．とくに診断に際しての注意点を表3に示す．

疾患別特徴：肝硬変でも成因によって特徴的所見がみられる．アルコール性，自己免疫性肝炎，原発性胆汁性肝硬変，Wilson病，ヘモクロマトーシス，うっ血性肝硬変の特徴については本誌の別項を参照されたい．ここでは，代表的なウイルス性肝硬変の特徴を述べる．最近の研究によりHBV肝硬変とHCV肝硬変はそれぞれに肉眼ならびに組織形態に特徴のあることが明らかになった．

①B型肝硬変

肉眼像は半球状に明瞭に突出する結節が観察さ

れ，割面では大きな結節が目立つ症例が多く，組織像では再生活動が明瞭で大結節を呈する症例が多い．肝細胞のdysplasiaが目立ち，線維性隔壁は狭い例が多い．

②C型肝硬変

肉眼像はなだらかな隆起として観察されるものが多く，B型肝硬変のそれに比較して半球状に突出するような明瞭な結節形成を呈する症例は少なく，小さな結節を呈する症例が多い．組織像は再生結節形成傾向も弱く，いったん形成された再生結節をさらに細分割するような線維化がみられる．削り取り壊死や，リンパ濾胞の形成をともなう門脈域，および門脈域周囲の炎症細胞浸潤が比較的強い．線維化の程度は初期の肝硬変から進行した肝硬変へと進行するにしたがい，線維化が強くなり，線維性隔壁が不規則に厚くなる傾向がみられる．

組織診断からみた鑑別疾患

線維が増生し小葉構造の改築をともなう疾患が鑑別となる．

①慢性肝炎進展例

線維性隔壁（P-C bridge）が完成して偽小葉が完成しているかどうか，が鑑別点となる．しかし，実際は鑑別困難例も多い．腹腔鏡検査が可能であれば，鑑別は比較的容易である．

②重症肝炎

劇症肝炎や重症の急性肝炎では門脈域と中心静脈を結ぶbridging necrosisをともなった広範な集合壊死がみられる．集合壊死がみられると小葉構造の歪みが生じることがあり結節形成と誤ることがある．

文献

1) 三宅 仁，他：肝臓 6：177，1965
2) Schuppan D : Structure of the extracellular matrix in normal and fibrotic liver : collagens and glycoproteins. Semin Liver Dis 10 : 1-10, 1990
3) Friedman SL, et al. : Hepatic lipocytes : the principal collagen producing cells of normal rat liver. Proc Natl Acad Sci USA 82 : 8681-8685, 1985
4) Takahara T, et al. : Extracellular matrix formation in piecemeal necrosis : immunoelectron microscopic study. Liver 12 : 368-380, 1992
5) Ueno T, et al. : Serum hyaluronate reflects hepatic sinusoidal capillarization. Gastroenterology 105 : 475-481, 1993
6) Ueno T, et al. : Significance of serum type IV collagen levels in verious liver diseases. Scand J Gastroenterol 27 : 513-520, 1992
7) Murawaki Y, et al. : Serum collagenase activity in patients with chronic liver disease. J Hepatol 18 : 328-334, 1993
8) Puchtler II, et al. Are picrodye reactions for collagens quantitative? ; Chemical and histochemical considerations. Histochemistry 88 : 243-256, 1988
9) 樋口祥光：日消会誌 59：855，1962
10) 原田俊則，他：慢性肝炎，肝硬変における多数個生検の意義．肝疾患診断法―腹腔鏡所見と直視下肝生検による―（市田文弘，島田宣浩，編），p.75，医歯薬出版，東京，1979

11. 原発性胆汁性肝硬変，原発性硬化性胆管炎

はじめに

　原発性胆汁性肝硬変（primary biliary cirrhosis：PBC），原発性硬化性胆管炎（primary sclerosing cholangitis：PSC）は原因不明の胆汁うっ滞性疾患で，成因として自己免疫機序が想定されている．本稿では両疾患の特徴を最近の知見を含めて概説し，肝生検診断のポイントを述べてみたい．

原発性胆汁性肝硬変

①臨床的概念，診断基準

　原発性胆汁性肝硬変は，慢性非化膿性破壊性胆管炎（chronic non-suppurative destructive cholangitis：CNSDC）を特徴とし，経過とともに肝硬変にいたる自己免疫疾患である．40歳以降の中年以降の女性に皮膚搔痒感を主訴として好発し，その後に黄疸が出現する．無症候性PBCではこれらの症状を欠き，健康診断など偶然の機会に発見されることが多い．検査の異常として胆道系酵素の上昇と抗ミトコンドリア抗体（M2）の出現をその90％に認める．M2抗体の対応抗原はミトコンドリアのpyruvate dehydrogenase complex（PDC）であるが胆管上皮とも反応し障害を惹起しうると考えられている．本邦では，厚生省「難治性肝炎」調査班による診断基準（表1）によって診断される無症候性PBC症例が大部分を占めるようになった．またPBC症例は，Sjögren症候群，強皮症，慢性関節リウマチ，甲状腺炎などの他の自己免疫疾患を合併する．

②最近の進歩

　M2抗体以外にもnucleoporin p62に対する抗体が診断に有用であることが明らかとなった[1]．

表1　原発性胆汁性肝硬変（PBC）診断基準

概　念
　中年以後の女性に好発し，皮膚搔痒感で初発することが多い．黄疸は出現後消退することなく漸増することが多く，門脈圧亢進症状が高頻度に出現する．なお，皮膚搔痒感，黄疸などの肝障害に基づく自覚症状を欠く場合があり，無症候性（asymptomatic）PBCと呼び，無症候性のまま数年以上経過する場合がある．

1. 検査所見
　黄疸の有無にかかわらず，血沈の促進，血清中の胆道系酵素（ALPなど），総コレステロール，IgMの上昇を認める．抗糸粒体抗体（AMA）または抗pyruvate dehydrogenase（PDH）抗体が高頻度に陽性で，高力価を示す．

2. 組織学的所見
　肝組織像では中等大小葉間胆管ないし隔壁胆管に慢性非化膿性破壊性胆管炎（chronic non-suppurative destructive cholangitis：CNSDC）あるいは胆管消失を認める．連続切片による検索で診断率は向上する．

3. 合併症
　高脂血症が持続する場合に皮膚黄色腫をともなう．Sjögren症候群，慢性関節リウマチ，慢性甲状腺炎などの自己免疫性疾患を合併することがある．

4. 鑑別
　慢性薬剤起因性肝内胆汁うっ滞，肝内型原発性硬化性胆管炎，成人性肝内胆管減少症など．

診　断
つぎのいずれか1つに該当するものをPBCと診断する．
　1) 組織学的にCNSDCを認め，検査所見がPBCとして矛盾しないもの．AMAまたは抗PDH抗体が陰性例もまれに存在する．
　2) AMAまたは抗PDH抗体が陽性で，組織学的にはCNSDCの所見を認めないが，PBCに矛盾しない（compatible）組織像を示すもの．
　3) 組織学的検索の機会はないが，AMAまたは抗PDH抗体が陽性で，しかも臨床像および経過からPBCと考えられるもの．

（厚生省「難治性肝炎」調査研究班，1992）

　PBCの胆管障害をもたらすリンパ球はそのサイトカインの産生パターンよりTh1細胞であるが，PBC患者のリンパ球よりPDC-E2に特異的に反応するT細胞クローンが証明された[2]．アポトーシスによる胆管障害にはBcl-2が関与し[3]，胆管

表2 PBC の組織学的 stage 分類

| Ⅰ期：Florid duct lesion（＝CNSDC）
| Ⅱ期：Ductular proliferation（細胆管増殖）
| Ⅲ期：Scarring（瘢痕化）
| Ⅳ期：Cirrhosis（肝硬変）

(Scheuer P, 1973)

上皮には B7-1，B7-2 や CD28 の costimulatory molecule が大量に発現していることが示された[4]．

③肝生検の目的――適応と禁忌，合併症，特殊染色，注意事項

肝生検は長い経過をとる本疾患の診断において重要である．PBC の一次的障害部位は直径 40〜80μm の中程度の小葉間胆管（interlobular duct）ないし，これより太い隔壁胆管（septal duct）である．Scheuer は4つの組織学的分類を提唱し（表2），これが広く受け入れられている．通常針生検が診断に用いられるが，肝生検組織に典型的な障害胆管が含まれず診断不能な場合もある．したがって本疾患が疑われ，生検組織で門脈域に単に非特異的な炎症所見のみを認める場合は，連続切片を作り胆管病変や肉芽腫を確認することが診断上重要である．また PBC の病変が肝内で均一に分布しないこと，stage が重なることもあり，病期診断が困難な症例もある．

無症候性 PBC では stage Ⅰ またはⅡのことが多い．症候性 PBC では stage はⅠからⅣまで分布する．stage Ⅰであれば生命予後は比較的良好であるのに対し，肝硬変であれば肝細胞癌を合併するリスクが高くなる．肉芽腫の存在と症例の予後との相関は明らかではない．

④生検診断

早期の PBC に特徴的な胆管障害はおもに隔壁胆管や大きな小葉間胆管にみられ，小さな小葉間胆管は正常で後期に障害が生じることが多い．障害を受けた胆管は不均一となり，胆管の一方向もしくは周囲に多数のリンパ球と形質細胞，好酸球，好中球を含む炎症細胞の浸潤が認められる．浸潤リンパ球は胚中心を持ったリンパ濾胞を形成する．一部の症例では好酸球の浸潤が著明である．多くの患者で，結核やサルコイドーシスでみられるよ

うな大きなものから，組織球が集簇するだけの小さなものまで多彩な肉芽腫が観察されるが小さなサンプルでは認められないことも多い．早期の PBC の病変の主座は門脈域にあるが，わずかに限界板の破壊がみられることが多い．また実質内病変として，類洞にリンパ球と Kupffer 細胞の浸潤，巣状壊死や肝細胞索の肥厚が観察される．炎症が高度となると，再生結節性過形成，門脈の狭小化，肝細胞の dysplasia もみられることがある．しかし早期の PBC では細胆管の胆汁うっ滞はまれであり，慢性の胆汁うっ滞は晩期までみられない．

疾患が進行すると門脈域を越えて進展し，線維化が進行し小葉構造の改築にいたる．胆管障害は初期にほど顕著ではなく，肉芽腫も減少するが，胆管の減少は進行性に起こる．

門脈の炎症は進行性に広がり，隣接する実質に及ぶ．この時期に2つの明らかに異なった経過がこの疾患の予後に影響をもたらす．それは胆管消失にともなう胆汁うっ滞と，慢性肝炎をもたらす piecemeal necrosis である．以前はもっとも特徴的な所見である胆管増生は肝細胞が胆管上皮様の細胞に変性したものと理解されている．胆管増生は局所的な途絶した胆管流のバイパスの役目を果たしている．

胆管の消失は慢性の胆汁うっ滞，肝細胞の膨化，胆汁染色，Mallory 小体の形成，銅と銅結合蛋白の増加をもたらす．胆栓は小葉間胆管に認められ，肝細胞障害をきたす．脂肪を貪食したマクロファージがびまん性または限局性の xanthoma を形成する．

加えて PBC の進んだ stage では，リンパ球浸潤による piecemeal necrosis がみられるが，その構成細胞は活性化T細胞である．胆汁うっ滞と肝細胞障害の結果，線維化が進行し，PP-PC 架橋，最終的には硬変結節が形成される．しかし，その分布は肝内で均一ではない．

⑤組織診断からみた鑑別疾患

他の門脈域の炎症，胆管障害をきたす疾患との鑑別が重要である．PSC では胆管の萎縮と線維化が著明で肉芽腫がみられることはまれであるが，肝硬変に進行したものは鑑別が困難となる．急性ならびに慢性ウイルス肝炎，特にC型肝炎では

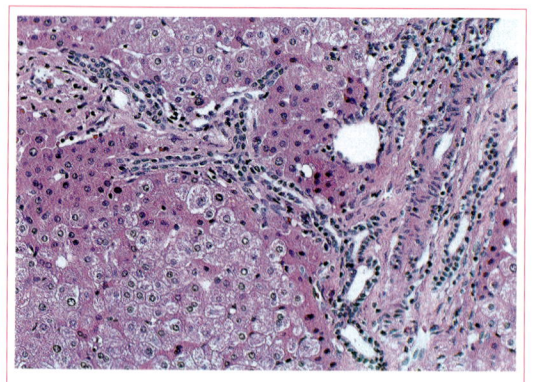

図1 PBC
門脈域の炎症は軽度であるが，著明な胆管の増生が認められる（×200，HE染色）．

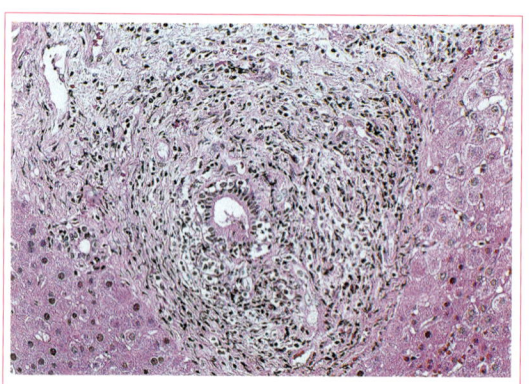

図2 PBC
リンパ球浸潤により破壊された胆管を中心に拡大した門脈域を認める（×200，HE染色）．

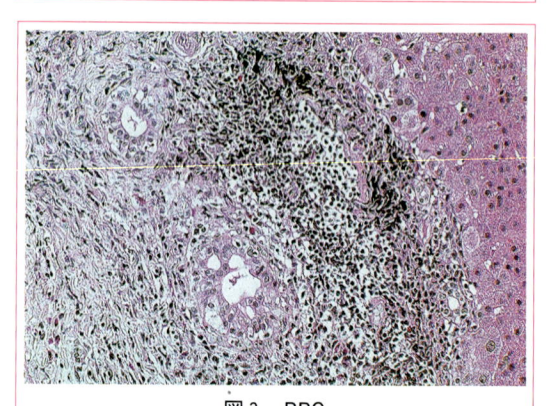

図3 PBC
傷害された胆管に接してリンパ濾胞を認める（×200，HE染色）．

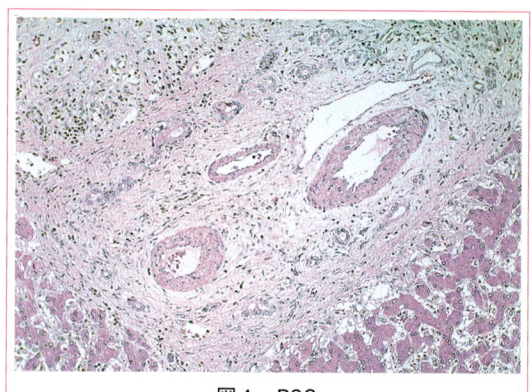

図4 PSC
門脈域の著明な線維化を認める．炎症細胞浸潤はわずかである（×100，HE染色）．

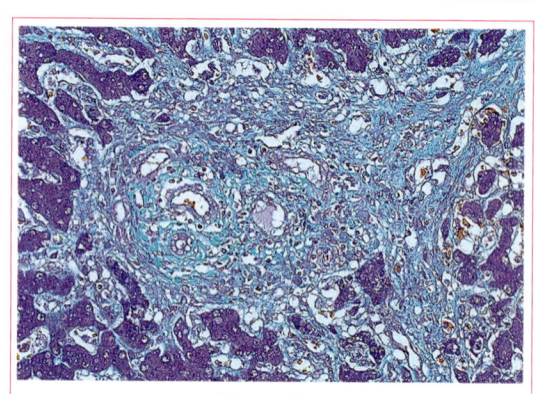

図5 PSC
胆管周囲の層状の線維化がみられる（×200，アザン染色）．

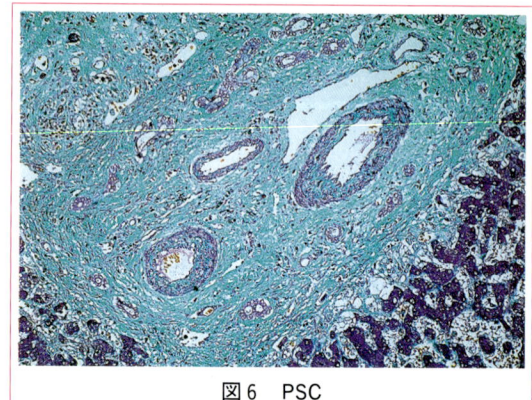

図6 PSC
繊維化により拡大した門脈域（×200，アザン染色）．

胆管の異常がよく認められる．障害胆管上皮は層状または空胞変性をきたすが，慢性の胆汁うっ滞をみることはまれで，肝細胞内に銅と銅結合蛋白の増加を認めない．また浸潤細胞のほとんどがリンパ球であり，肉芽腫は認めない．疑わしい症例では血清ウイルスマーカーの測定が必要である．薬剤性肝障害でも胆管障害がみられるが，障害を受ける胆管はPBCと較べると細く，臨床的に黄

痘をともなうことが多い．ウイルス肝炎では胆管の障害は部分的であり，広範な胆管の消失をみることはない．サルコイドーシスでは肉芽腫を認めるが，胆管障害をきたすことはまれである．骨髄移植後の慢性GVHDで，胆管消失と慢性の胆汁うっ滞が認められるが，臨床病歴，抗ミトコンドリア抗体の有無により鑑別は容易である．肝移植後の拒絶反応では肉芽腫をともなう胆管炎を惹起し，胆管消失と胆汁うっ滞を引き起こす．特に肝移植を受けたPBC症例では，PBCの再発と移植肝の拒絶反応との鑑別が困難なことが多い．リンパ腫で肝内胆管の破壊が認められるが，免疫組織染色でクローナルな腫瘍細胞の浸潤を確認する必要がある．

原発性硬化性胆管炎

①臨床的概念，診断基準

PSCは胆管系の線維化をともなう慢性炎症と線維化による狭窄とそれより末梢の拡張，胆汁うっ滞をきたす疾患で，肝内，肝外すべてのレベルの胆管に生じる．進行例では胆汁性肝硬変となり肝不全をきたす．本症例は成人の潰瘍性大腸炎症例によく合併し，胆管病変は胆のうや膵臓にも広がることが報告されている．PSCに類似した病変は抗癌薬（フルオロデオキシウリジンなど）を使用した際にも認められる．

確定診断は他の胆管炎をきたす疾患の除外と連珠様に拡張した胆管を胆管造影で確認することにより行われるが，小胆管が病変の主座となる場合，胆管像は正常であり生検所見が決め手となる．

②最近の進歩

肝移植後のPBC症例での肝癌[5]や潰瘍性大腸炎をともなう大腸癌[6]の合併が臨床上の問題となっている．また胆管障害をもたらすリンパ球はCD4陽性細胞であることが明らかになった．

③肝生検の目的——適応と禁忌，合併症，特殊染色，注意事項

本疾患ではlarge ductとsmall ductの病変が同時にみられることも多い．PBC同様，胆管病変は不均一であり，的確なサンプリングが重要である．肝生検による組織学的検索は，診断と予後を予測するうえで重要である．Ludwigにより組織学的なstageが提唱されている．

④生検診断

胆管周囲の浮腫とその周囲の線維化が著明であり，胆管増生，門脈域の炎症，小胆管の消失がみられる．胆管消失は小門脈域，胆管周囲の線維化は中等度の大きさの胆管でみられることが多い．胆管消失が炎症細胞浸潤で不明瞭な場合には肝動脈と対比させるか，サイトケラチンに対する抗体を用いて免疫組織染色を行うとよい．中等度の大きさの胆管でみられる胆管中心性の線維化はたびたび肝内結石などの胆管病変でもみられることがあり，これのみでPSCの診断はできないが，非常に診断上有用である．層状の線維化は"onion-skin" appearanceといわれる．胆管周囲の結合織は病変の進行にともない浮腫状，硬化像を呈する．少数の炎症細胞はコラーゲン線維の層の中に認められる．胆管上皮は萎縮し，最後には円形瘢痕像を呈する．ジアスターゼ-PAS染色では胆管上皮の基底膜が肥厚していることがわかる．進行した症例では門脈内の線維化が徐々に進行し，二次性の胆汁性肝硬変となる．

PSCにおける肝実質の変化は門脈域と比較すると非常に軽度であり，胆管の閉塞，もしくは細胆管の消失にともなって胆汁うっ滞が認められることがある．より遅いstageでは胆汁うっ滞は慢性的となり銅や銅結合蛋白の沈着がみられる．軽度の古典的なリンパ球型のpiecemeal necrosisがみられることがある．PSCに胆管細胞癌の合併率は高く，そのような症例では胆のうや胆のう管を含む胆管系に高度の細胞異型が認められる．

⑤組織診断からみた鑑別疾患

鑑別疾患として慢性肝炎，PBC，薬剤性肝障害，特発性成人胆管消失症，肝移植後のGVHD，二次性硬化性胆管炎，免疫不全状態の胆管炎がある．慢性肝炎ではリンパ球によるpiecemeal necrosisが著明である．PBCでは肉芽腫がみられる．薬剤性肝障害にみられる胆管障害では，胆汁うっ滞が著明で小型の肉芽腫と好酸球浸潤が特徴的である．

文 献

1) Wesierska-Gadek J, Hohenuer H, Hitchman E, Penner E : Autoantibodies against nucleoporin p 62 constitute a novel marker of primary biliary cirrhosis. Gastroenterology 110 : 840-847, 1996

2) Ichiki Y, Shimoda S, Hara H, Shigematsu H, Nakamura M, Hayashida K, Ishibashi H, Niho Y : Analysis of T-cell receptor beta of the T-cell clones reactive to the human PDC-E 2 163-176 peptide in the context of HLA-DR 53 in patients with primary biliary cirrhosis. Hepatology 26 : 728-733, 1997

3) Koga H, Sakisaka S, Ohishi M, Sata M, Tanikawa K : Nuclear DNA fragmentation and expression of Bcl-2 in primary biliary cirrhosis. Hepatology 25 : 1077-1084, 1997

4) Spengler U, Leifeld L, Braunschweiger I, Dumoulin FL, Lechmann M, Sauerbruch T : Anomalous expression of costimulatory molecules B 7-1, B 7-2 and CD 28 in primary biliary cirrhosis. J Hepatology 26 : 31-36, 1997

5) Nuako KW, Ahlquist DA, Sandborn WJ, Mahoney DW, Siems DM, Zinsmeister AR : Primary sclerosing cholangitis and colorectal carcinoma in patients with chronic ulcerative colitis : a case-control study. Cancer 82 : 822-826, 1998

6) Bergquist A, Glaumann H, Persson B, Broome U : Risk factors and clinical presentation of hepatobiliary carcinoma in patients with primary sclerosing cholangitis : a case-control study. Hepatology 27 : 311-316, 1998

12. 特発性門脈圧亢進症

はじめに

門脈圧亢進症とは，臨床的に脾腫，食道静脈瘤，消化管出血といった門脈圧の亢進に基づく症候群である．そのおもな原因として，門脈から肝静脈の下大静脈開口部に至るまでのどこかに門脈血流の狭窄ないし閉塞があり，それにより血流がうっ滞することがあげられる．もっとも多いのが肝内後類洞性閉塞である肝硬変によるものであるが，肝外門脈閉塞，肝静脈閉塞，血液疾患，寄生虫疾患など既知の原因疾患を有さない原因不明のものが特発性門脈圧亢進症 idiopathic portal hypertension (IPH) といわれる．

臨床的概念

歴史的にみると，Banti[1] が巨脾，貧血，白血球減少，腹水，食道静脈瘤を示す疾患を報告し，これを Banti 病とした．しかし，この疾患は腹水期を経て肝硬変に至るものであるとされ，今日の特発性門脈圧亢進症と同一の疾患とは考えにくい．さらに，Banti の報告した疾患のなかには肝機能の低下をきたさず，組織学的にも門脈域の軽度の線維化を示すにとどまる群が存在することが判明し，この群が，Banti 症候群として扱われてきた．わが国では，1975 年に厚生省特定疾患「特発性門脈圧亢進症」調査研究班が結成されIPH を『脾腫，貧血および門脈圧亢進を示し，しかも原因となるべき肝硬変，肝外門脈・肝静脈閉塞，血液疾患，寄生虫症，肉芽腫性肝疾患，先天性肝線維症などを証明しえない疾患』と定義した．

本症と類似の病態はインドでは non-cirrhotic portal fibrosis (NCPF)，アメリカでは hepato-portal sclerosis[2] として報告されており，Okuda ら[3] は IPH と NCPF の病理組織像を詳細に比較し，両者を同一の疾患としている．

病因

本症の病因については，アレルギー説，免疫異常説，血管炎説，血栓説，ホルモン説，肝炎説などが考えられているがなお確定されておらず，いわば原因不明の門脈圧亢進症といえる．また，本症では門脈血管抵抗の増大と，脾血流増加による門脈血流増大が加味され，門脈圧が亢進していると考えられているが，この一次原因として肝原説，脾原説，肝脾両方に求める説がある．肝原説[4] では，肝組織像の検討で，末梢 Glisson 鞘内の門脈枝のつぶれが認められることより，肝内に血流抵抗部位の存在が証明されており，門脈圧亢進の原因は肝臓にあるとするものである．これに対し脾原説[5] では，脾内の活性化 T 細胞より産生された未知の物質によって二次的に肝病変を生じるとするものであるが，積極的にこの説を支持する証拠は少ない．また木谷ら[6]，本症では脾動脈の血流が正常値の 3〜10 倍と著増していることを報告し，肝原説に基づく肝内門脈抵抗の上昇による脾血流のうっ滞のみではこのような脾血流の増加は説明しえないとしている．

臨床診断

厚生省「門脈血行異常症」調査研究班より診断の手引きが示されているが（表 1）[7]，除外診断に頼らざるをえないのが現状である．

①症　状

初発症状としては，脾腫および動悸，息切れなどの貧血症状がみられることが多いが，突然の消化管出血を初発症状とすることもある．頻度は，脾臓の触知 48％，消化管出血 35％，貧血症状 32％，出血傾向 6％ となっている．その他，進行した症例では腹水，肝性脳症を認める．

表1　特発性門脈圧亢進症診断の手引き

I．概念
　脾腫，貧血，門脈圧亢進を示し，しかも原因となるべき肝硬変，肝外門脈・肝静脈閉塞，血液疾患，寄生虫症，肉芽腫性肝疾患，先天性肝線維症などを証明しえない疾患をいう．
II．主要症状
　1．脾腫
　2．門脈圧亢進症状としての副血行路形成（吐血・腹壁皮下静脈怒張など）．
　3．貧血
III．診断上参考になる検査所見
　1．血液検査：1つ以上の有形成分の減少（骨髄像で幼若細胞の相対的増加をともなうことが多い）．
　2．肝機能検査：正常ないし軽度異常．
　3．X線検査・内視鏡検査：しばしば上部消化管の静脈瘤を認める．
　4．超音波検査：脾腫大，脾静脈径の増大を認め，肝実質エコーに異常なく肝表面は平滑である．超音波ドプラ法では門脈本管径の増大，血液量の増加傾向がみられる．
　5．腹部CT・肝シンチグラム：肝の萎縮は目立たないことが多い．脾腫大あり，骨髄描写はまれ．
　6．肝静脈カテーテル法：肝静脈閉塞なし，閉塞肝静脈圧は正常または軽度の上昇．
　7．逆行性門脈造影：肝内門脈の造影性不良．
　8．肝静脈造影：しばしば肝静脈枝相互間吻合としだれ柳様所見を認める．
　9．門脈造影：肝内門脈枝の走行異常，分岐異常などがみられることが多い．肝外門脈に閉塞なし．
　10．門脈圧測定：圧亢進を認める．
　11．腹腔鏡・術中肝表面観察：肝硬変所見なし，大きな隆起と陥凹を示し，全般に波打ち状を呈する例が多い．
　12．肝生検・剖検：肝硬変所見なし，門脈末梢枝のつぶれをともなう肝線維化を特徴とする．うっ血，寄生虫などの所見なし．

診断の基準
疑い例
　IIの2つ以上があり，IIIの1，2，4〜8の検査のいずれかにより肝硬変症の疑いが少なく，かつ血液疾患を除外した場合．
確診例
　前記疑診の所見に加えてIIIの3，10のいずれかにより門脈圧亢進所見を認め，IIIの4，6〜9，11，12のなかのいくつかの検査によりIにあげた疾患を除外しえたもの．

表2　特発性門脈圧亢進症剖検ならびに生検肝の組織学的所見

＜実質＞
　1．小葉構造はほぼ保たれているが，部位によっては門脈相互，門脈域と中心静脈との位置関係が著しく失われているところがある．
　2．肝細胞の変性，壊死は目立たない．
　3．過形成結節がみられることがある．
＜門脈域＞
　1．門脈域には繊細な弾力線維増生がある．門脈域の線維化，炎症性細胞浸潤はあっても軽度である．生検では炎症細胞浸潤の著明な炎症がある．
　2．末梢門脈域では門脈枝の狭小化，消失がみられる．肝動脈はむしろ目立つものが多い．しばしば門脈域の近傍において異常血行路が出現する．
　3．中等大以上の門脈枝には，硬化症と内腔の狭小化，あるいは拡張がみられる．
　4．太い門脈枝には壁の強い硬化像，しばしば血栓の形成をみる．
＜静脈系＞
　萎縮の目立つ領域では，小葉下静脈，肝静脈の硬化をみることがある．

量は120〜130gで，肝硬変では500gであるが，本症では740g，ときに2000gにも達する．

2）貧血
　脾機能亢進によるものと考えられるが，赤血球，白血球，血小板の3系統の減少が認められる．血小板数の減少が著明になると出血傾向を呈することがある．なお貧血は小球性低色素性貧血を示すものが多い．

3）門脈側副血行路
　食道静脈瘤の破裂による吐血を契機に発見されたり，スクリーニングによりその存在が指摘される．あるいは腹壁静脈の怒張で気づかれることもある．門脈圧の亢進により，本来門脈を通り肝臓へ流入していた門脈の分枝が逆流を生じ，遠肝性に大循環にバイパスする側副血行路が発生する．そのおもなものは臍・臍傍静脈，脾腎静脈吻合などがあるが，さらには左胃静脈，短胃静脈を介して食道静脈瘤が発達してくる．

4）腹水
　門脈圧亢進による液体漏出，肝リンパの生成亢進などにより生じるとされる．

1）脾腫
　脾動脈の血流増大により，動脈系の充血，拡張，脾洞の増生，髄索線維症を認める．正常人の脾重

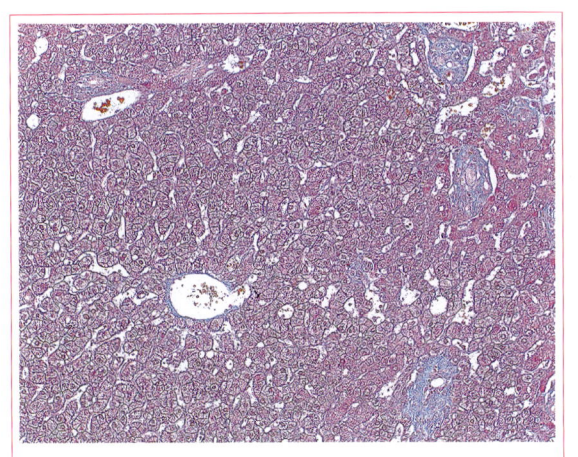

図1　特発性門脈圧亢進症の肝組織像
図の右側では門脈域相互の間隔が接近しているのに対して左側では門脈域が認められず，病変分布が不均一である（アザン染色，×100）．

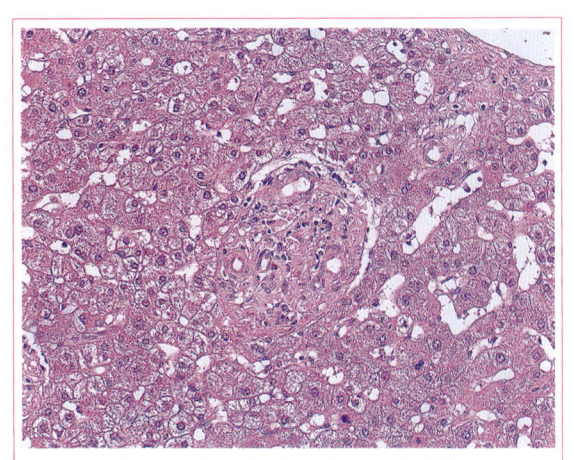

図2　特発性門脈圧亢進症の肝組織像
門脈域の線維化および門脈枝の狭小化を認める（HE染色，×200）．

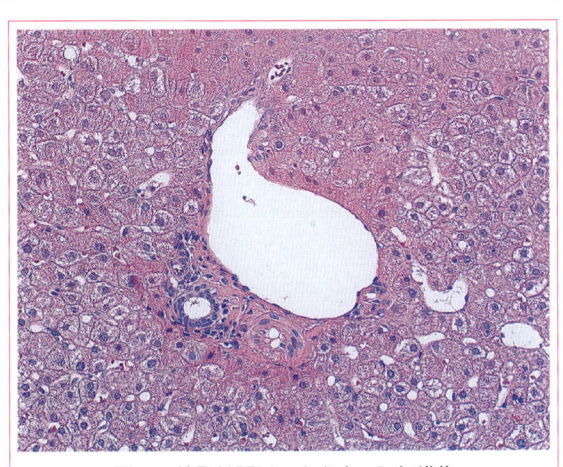

図3　特発性門脈圧亢進症の肝組織像
門脈枝が小葉内へ陥入するような形で異常に拡張した脈管を認める（HE染色，×200）．

5）肝性脳症

腸管から吸収されたアンモニアが門脈側副血行路から大循環へ混入することにより，意識障害など肝性脳症を起こすことがある．

②臨床検査

1）血液検査

汎血球減少をきたすことが多い．特にmyelofibrosis, myeloid leukemia, Hodgkin病などの骨髄増殖性疾患と鑑別を要する．骨髄像では幼弱細胞の相対的増加をともなうことが多い．

2）肝機能検査

総ビリルビン，γ-グロブリン，ICG停滞率に軽度異常がみられることがあるが，トランスアミナーゼ，アルカリフォスファターゼ，血清総蛋白，アルブミン，プロトロンビン時間は正常範囲である．肝硬変に一致しないデータに気づき本症を疑うことが重要である．

3）X線検査，内視鏡検査

80％に食道静脈瘤を認め，75％はred color sign陽性であり，risky varixが多数である．ただし，食道静脈瘤から原因疾患の診断は困難である．

4）超音波検査

脾腫，脾静脈径の増大を認め，門脈-大循環短絡路が観察されることもしばしばである．肝臓については，肝実質エコーに異常はなく，肝表面も平滑で肝硬変に一致する所見を認めない．近年ドプラ法を併用することが一般的になり，門脈本管径の増大や血液量の増加傾向が診断に有用である．

5）腹部CT，肝シンチグラム

腹部CTでは肝萎縮は目立たず，脾臓の腫大が認められる．造影CTにより副血行路が確認されることがある．

肝シンチグラムでは同じく脾腫大が認められるが骨髄描写はまれである．単位面積あたりの脾活性が肝を上回ることは少なく，肝硬変との鑑別に参考になる．

最近，X線CTやMRI-CTにより門脈-大循

6）肝静脈カテーテル法，肝静脈造影

肝静脈の閉塞を認めない。肝静脈造影ではIPHの病態の主座がpresinusoidにあるため，逆行性に注入された造影剤は隣接する肝静脈系に容易に流入し，特異的なしだれ柳状所見を呈する。また肝静脈の分枝数減少，分枝角の鋭角化がみられ，肝静脈枝の壁は平滑である。肝静脈枝相互の吻合もしばしば認める。類洞充満像は均一であり，肝硬変でみられる再生結節による肝静脈の圧排・屈曲・蛇行・断裂などの枯枝状所見や，類洞充満像での斑状像とは異なる。

7）腹腔動脈造影

著明な脾腫と，脾動脈の血流増加を反映した脾動脈の拡張所見を認め，また肝動脈が狭小化を呈する特徴的な所見を示す。

8）門脈造影，門脈圧測定

肝外門脈の閉塞の有無を確認するために有用である。上腸管膜動脈から造影剤を注入し門脈への還りの画像を得る間接造影と，超音波ガイド下で経皮経肝的に門脈を穿刺し直接造影剤を注入する方法がある。一般に非侵襲的な間接造影が行われるが，後者はより鮮明な画像を得ることができると同時に門脈圧測定が可能である。肝内門脈造影像は中小門脈枝の著明な減少，閉塞，分枝角の鈍角化などがみられ，肝表面まで造影剤が十分に達せず肝縁との間に avascular area が存在し，被膜直下の肝実質への門脈血流がきわめて少ないことが特徴的である。門脈圧の正常値は 100～150 mmH$_2$O であるが，本症では平均 340 mmH$_2$O と上昇する。閉塞肝静脈との圧較差は 140 mmH$_2$O であり，肝硬変の場合の 70 mmH$_2$O と比べて大きく，門脈圧亢進の病態が類洞ないし類洞前血液抵抗の増大に基づいていることを示している。

9）腹腔鏡，肝生検

腹腔鏡所見では肝表面は大きな隆起と陥凹を示し，全体として波打ち状を呈することが多い。しかし，肝硬変で認められるような変化すなわちびまん性結節形成や著明な萎縮は認められない。

生検組織所見については後述する。

治療法

本症の病因が明らかにされておらず，また肝病変は進行性ではないため根治を目的とした治療は行われず，主として門脈圧亢進症状，貧血，脾腫に対する治療が行われる。このうち門脈圧亢進症状の一つとしての食道静脈瘤への対策が重要である。出血例については，一般的な出血，ショック対策とともに内視鏡的静脈瘤結紮術や内視鏡的硬化療法を行う。未出血例では，出血の可能性の高いとされる発赤所見（R-C sign）陽性例について予防的に前述の内視鏡的静脈瘤結紮術や内視鏡的硬化療法ないし手術が行われる。近年，腹腔鏡下の硬化療法も行われるようになった。また，門脈圧降下作用を有する薬剤として，バゾプレッシン，プロプラノロール，ドブタミンなどについて，超音波ドプラ法などを用いた臨床的・実験的検討が進められている。貧血や血小板減少による出血傾向が著しい場合あるいは脾腫による疼痛，圧迫が強い場合には脾摘術が考慮される。近年，脾摘術に代わる治療として部分脾動脈塞栓術が行われており，脾機能を温存しながら同等の効果が得られる方法として注目されている。

肝生検

本疾患の診断には肝硬変症を代表とする門脈圧亢進の原因となる疾患を除外することが重要である。各種画像診断法の進歩により門脈系の循環動態の把握が容易となり，前述の診断の手引きに示したように，肝生検は診断上参考になる検査所見の一つにすぎず，必ずしも必須の診断法ではない。しかしながら腹腔鏡および肝生検を行うことにより除外すべき疾患の多くを鑑別することができ，診断には有用な手段といえる。

一般的な腹腔鏡および肝生検の注意点以外に，本症では門脈圧亢進により門脈-大循環短絡路としての腹壁静脈の発達がしばしば認められ，実際の手技にあたっては穿刺部位に大きな静脈が存在しないことを確認して行うべきである。また腹水のある例もまれではなく，このような場合は原則として腹水をコントロールした後に行う。

生検により採取された組織は通常のHE染色およびアザン染色を行う。また小葉構造の歪みを

明確にするために鍍銀染色を行うことも有用である．

組織学的所見

表2[8)]に特発性門脈圧亢進症の肝組織学的所見を示す．肝末梢における門脈血流障害による肝実質の萎縮，消失が認められる．肝小葉構造は保たれているが，隣接する門脈どうしは不均一な距離をとることが多い（図1）．肝細胞の変性，壊死は目立たず，肝実質や門脈域での細胞浸潤はほとんど認められない．門脈域は繊細な弾性線維の増生があり，門脈枝の硬化所見・狭小化，消失がみられる（図2）．剖検例では門脈血栓が高頻度に認められるが，生検肝では門脈枝に血栓をみることはまれであるとされている．一部の門脈域においては，門脈枝が小葉内へ陥入するような形で異常に拡張した異常血行路を認める（図3）．

組織診断からみた鑑別診断

近年，IPHに結節性病変が発見されるようになり，結節の形成を主病変とする疾患との鑑別が問題となる．

① nodular regenerative hyperplasia（NRH）[9)]

糖尿病，慢性関節リウマチなどの基礎疾患を有し，肝にびまん性に結節性病変がみられる疾患で，肝硬変に類似した肉眼像を呈するが，組織学的には線維性隔壁の形成はない．結節の大きさは小葉単位であることが多いが数cmに及ぶ例も報告されている．約2/3の症例に門脈圧亢進がみられるが，このような例ではIPHと組織所見が類似する．

② partial nodular transformation（PNT）[10)]

脾腫や食道静脈瘤などの門脈圧亢進症状を示し，肝門部を中心に大きな結節を形成する．粗大な結節は過形成性の小結節が集合したものであり，非結節部には末梢門脈域のつぶれなどを認めIPHに類似する．

おわりに

現時点ではIPHの病因や病態に関してはいまだ不明な点も多く，臨床上における病期分類や重症度の設定はなされていない．今後も病理組織学的な検討を含めたより詳細な解析が待たれる．

文　献

1) Banti G : Über Morbus Banti Folia. Haematol 10 : 33, 1910
2) Mikkelsen WP, Edmondson HA, Peters RL, et al. : Extra and intrahepatic portal hypertension without cirrhosis (hepatoportal sclerosis). Ann Surg 162 : 602-620, 1965
3) Okuda K, Nakanuma T, Okudaira M, et al. : Liver pathology of idiopathic portal hypertension. Comparison with non-cirrhotic portal fibrosis of India. The Japan idiopathic portal hypertension study. Liver 2 : 176-192, 1982
4) Aikat BK, Bhusnurmath SR, Chhuttani PN, et al. : The pathology of noncirrhotic portal fibrosis-A review of 32 autopsy cases. Human Pathol 10 : 405-418, 1979
5) 白井俊一, 広瀬幸子, 二川俊二, 他：IPHと免疫異常―活性化T細胞の分布と亜分画. 厚生省特定疾患「門脈血行異常症」調査研究班；平成7年度研究報告書. p. 72-74, 1996
6) 木谷健一：肝循環異常の臨症―特発性門脈圧亢進症. 肝胆膵 12 : 751, 1986
7) 今井深, 山崎一信, 岩田弘敏：特発性門脈圧亢進症ならびに肝外門脈閉塞症調査集計報告. 厚生省特定疾患門脈血行異常症調査研究班；昭和60年度研究報告書, p. 19, 1986
8) 日本門脈圧亢進症食道静脈瘤学会, 編：門脈圧亢進症取扱い規約. IV. 病理. p. 82, 金原出版, 東京, 1996
9) Steiner PE : Nodular regenerative hyperplasia of the liver. Am J Pathol 35 : 943-953, 1959
10) Sherock S, Feldman CA, Moran B, et al. : Partial nodular transformation of the liver with portal hypertension. Am J Med 40 : 195-203, 1966

13. 肝悪性腫瘍

はじめに

腹部超音波検査，CT，MRIなどの画像診断の発達にともない，肝悪性腫瘍を含めた肝内腫瘤性病変が1cm以下のものでも発見されるようになり，その質的診断もある程度可能になった．しかし，小さな病変は画像診断のみによる診断は困難なことが多く，超音波下肝腫瘍狙撃生検による組織学的診断が必要なことが多い．本稿では，近年著増している原発性肝癌，特に肝細胞癌を中心に肝悪性腫瘍に対する肝生検の手技および肝生検組織診断について述べる．

原発性肝癌の分類

原発性肝癌は，肝内に発生する悪性腫瘍である．原発性肝癌取扱い規約（第3版）[1]では，原発性肝癌は表1のように分類されている．このうち肝細胞癌は肝細胞に似た細胞からなる上皮性悪性腫瘍で，胆管細胞癌（cholangiocellular carcinoma）は肝内胆管から発生した上皮性の悪性腫瘍である．第13回原発性肝癌追跡報告書[2]によると，原発性肝癌のうち肝細胞癌が95.6%，胆管細胞癌が3.1%を占め，両者で原発性肝癌のほとんどを占める．

表1　原発性肝癌の分類

1) 肝細胞癌	hepatocellular carcinoma
同義語	liver cell carcinoma
	hepatocarcinoma
	hepatoma (malignant hepatoma)
2) 胆管細胞癌（肝内胆管癌）	
	cholangiocarcinoma
同義語	cholangiocellular carcinoma
	cholangioma (malignant cholangioma)
	(intrahepatic bile duct carcinoma)
3) 胆管のう胞腺癌	
	bile duct cystadenocarcinoma
4) 肝細胞癌・胆管細胞癌の混合型	
	combined or mixed hepatocellular and cholangiocarcinoma
5) 未分化癌	undifferentiated carcinoma
6) 肝芽腫	hepatoblastoma
7) その他	

（日本肝癌研究会，編：臨床・病理　原発性肝癌取扱い規約，第3版，金原出版，東京，1992[1]より）

ヒト肝細胞癌の形態学的発生様式[3]

本邦では，肝細胞癌の約90%以上に肝硬変，慢性肝炎の慢性肝疾患を合併しているが，最近の画像診断法の進歩により慢性肝疾患，特に肝硬変を背景とする径2cm以下の小結節が発見され，手術や肝腫瘍のエコー下狙撃生検が行われるよう

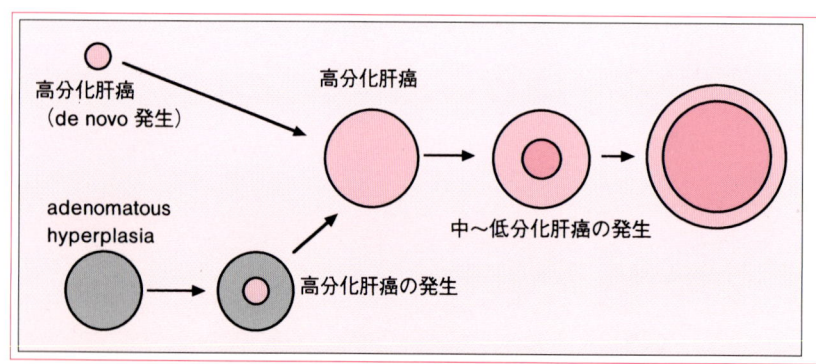

図1　肝細胞癌の発癌と進展過程
（神代正道：早期肝癌の病理組織と発癌様式．消化器癌 I：36-42, 1991[3]より）

になった．その結果，早期の肝細胞癌の形態学的特徴やその境界病変が明らかとなり，発癌過程についても形態学的に捉えられるようになってきた．すなわち，腺腫様過形成（adenomatous hyperplasia）とよばれる過形成性病変が肝細胞癌の前癌病変として重要視されるようになった．この病変が肝細胞癌の前癌病変として強く示唆されている理由は次のことによる．①結節内に高分化型肝細胞癌を完全に否定しえないような細胞密度の増大，索状構造の不規則化を示す部分をともなうものがしばしばみられる［異型腺腫様過形成（atypical adenomatous hyperplasia）］．②結節内に明らかな高分化肝細胞癌巣を内包するものがしばしばみられる，ことがあげられる．そして，これらに共通する所見として，それらの大部分に脂肪化をともなう点である．このことは，2cm未満の切除肝細胞癌の約40％に脂肪化を認めることとあわせて興味深い．

さらに，慢性肝疾患に発生する2cm以下の細小肝癌あるいはそれよりも大きな腫瘍を比較検討すると，腫瘍径の小さなものほど分化度が高く，径の増大とともに中分化癌が増加する．また，同一腫瘍内に分化度の異なる複数の癌組織よりなる例では，腫瘍径の増大にともない，より分化度の低い癌組織が優勢となり，5cm以上のものでは高分化癌組織の混在をほとんどみないことが明らかとなった．

以上のことから，ヒトの肝細胞癌の多くは肝硬変を背景に腺腫様過形成が出現し，そこからきわめて高分化な状態で発癌し，遺伝子異常などの分子レベルでの変異が起きることにより分化度のより低い癌組織が出現し進行したHCCとなることが想定される（図1）．しかし，de novo 発癌を示唆する症例もある．

肝癌の臨床的特徴・診断・治療

①肝細胞癌

肝細胞癌の臨床的特徴としては，①前述したとおり高率に慢性肝疾患をともなっている，②高率に肝炎ウイルスの感染がある（第13回原発性肝癌追跡報告書によればHBs抗原およびHCV抗体の陽性率はそれぞれ16.6％，76.0％である），③多中心性発癌をする，④門脈などへの脈管浸潤を起こしやすい，⑤進行癌は動脈支配，⑥症状は高度進行癌ではじめて出現，⑦再発しやすい，などがあげられる．

診断は，進行した古典的肝細胞癌は超音波，カラードプラ，CT，MRI，血管造影などの各種画像診断でモザイク状結節や動脈血流に富む腫瘍としての所見より，確定診断が容易に得られる．また，血清AFPやPIVKA-Ⅱの上昇も診断上有用である．しかし，高分化型肝細胞癌では大きさの小さいものが多く（2cm以下），慢性肝疾患の経過観察中に超音波検査で発見されることが多い．2cm以下の小肝細胞癌の超音波所見としては，高エコー像あるいは低エコー像を呈するが，周囲肝と等エコー像を示す症例もある．高分化型肝細胞癌では，背景肝の小葉構造が保たれており門脈血流から栄養されることが多いため，古典的肝細胞癌のような所見は得られにくく，画像診断のみで診断することは難しい．したがって，小さなものは最終的には肝生検により診断されることが多い．

治療は，肝切除，経皮的エタノール局注療法（PEIT），経皮的マイクロ波凝固療法（PMCT），経カテーテル的肝動脈塞栓術（TAE），動注化学療法を主体とした集学的治療が行われている．

②胆管細胞癌

肝硬変を併存することは少なく，早期より閉塞性黄疸を示すものが多い．画像診断では血流に乏しい腫瘍としてみられ，その末梢の肝内胆管は拡張する．また，腫瘍マーカーではCEAやCA19-9の上昇がみられることが多く，AFPの上昇は少ない．治療法は，手術適応があれば第1選択であるが，手術不能例も多く，そのような症例には減黄後，閉塞部位にステントを挿入し内ろう化することも多い．

肝腫瘍生検

①肝腫瘍生検の目的

肝腫瘍生検は画像診断では質的診断が困難な肝腫瘍症例に対し，質的診断を行うための最後に行われるべき検査である．とくに，HCCが高頻度

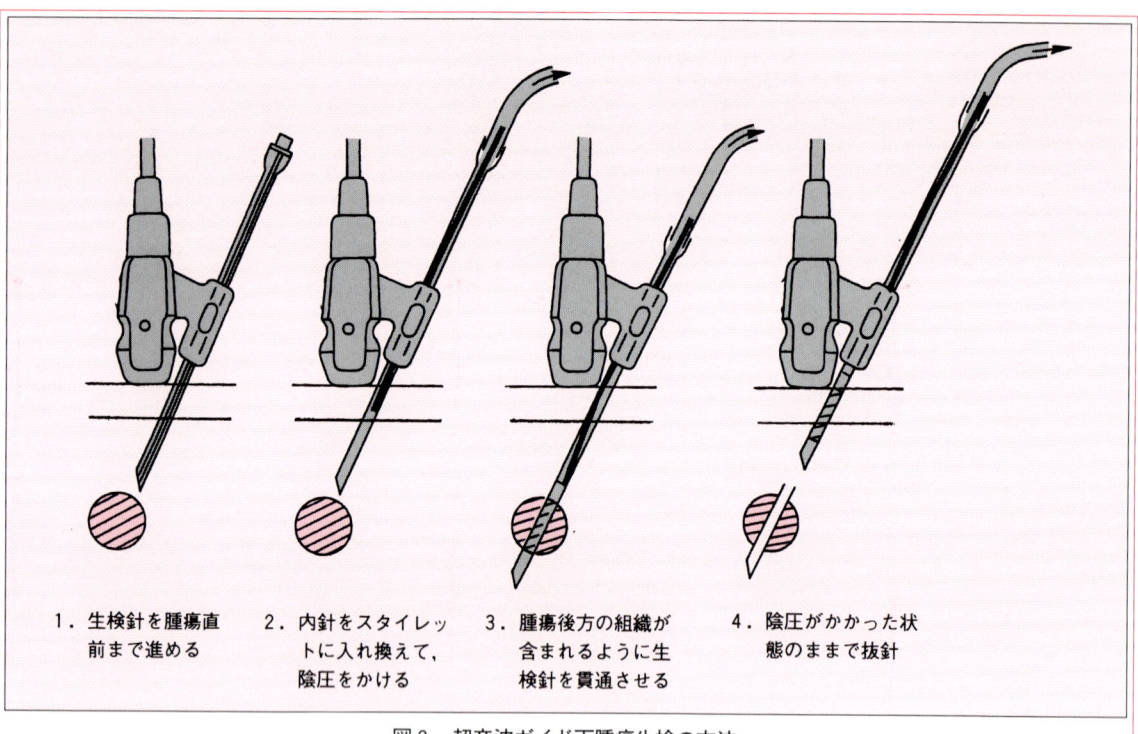

図2 超音波ガイド下腫瘍生検の方法

1. 生検針を腫瘍直前まで進める
2. 内針をスタイレットに入れ換えて，陰圧をかける
3. 腫瘍後方の組織が含まれるように生検針を貫通させる
4. 陰圧がかかった状態のままで抜針

(市田隆文，他：細小肝癌の診断手技とその問題点 (4) 細小肝癌に対する生検診断の有用性とその問題点．臨牀消化器内科 17：521-530，1992[4])より一部改変)

表2 肝腫瘍生検の合併症と発生頻度（45施設8948生検例の検討）

腹腔内出血	21例	(0.23%)
穿刺線上転移	18例	(0.20%)
胆道出血	8例	(0.09%)
肝被膜下血腫	4例	(0.04%)
biloma	2例	(0.02%)
腹壁血腫	1例	(0.01%)

(肝腫瘍生検研究会「肝腫瘍生検，経皮的エタノール注入療法，経皮的マイクロウェーブ凝固療法についての実態調査アンケート報告」による)

に合併する慢性肝疾患患者の経過観察時に発見されることの多い2cm以下の結節性小病変の質的診断は，画像診断のみでは不十分であり超音波ガイド下腫瘍狙撃生検が必要になることが多い．ただし，注意すべき点は，生検はあくまでも病変の一部しか採取しておらずサンプリングエラーの可能性が常にあるということである．

②腫瘍肝生検の手技

通常，超音波ガイド下に行うが，当科における手技を述べる（図2）．まず，マイクロコンベックス型のプローブを用い目的の腫瘍が描出され穿刺ライン上に乗ることを確認したうえで，穿刺部を皮下まで1%キシロカインで麻酔する．ついで肝表面および肝実質を超音波ガイド下にカテラン針を用い1%キシロカインで十分麻酔する．つぎに21GのMajima生検針で超音波ガイド下腫瘍狙撃生検を行う．すなわち，生検針を腫瘍直前まで刺入したあと，内針をスタイレットに入れ替え陰圧をかけながらさらに生検針を進め，腫瘍を貫通したところで針を1〜2回回転させ組織片を捻るように抜去する．高分化型肝細胞癌の診断には非腫瘍部との比較が重要であり，生検時には必ず非腫瘍部の組織も採取することが重要である．最後に穿刺部肝表面の超音波観察を行い，出血などの異常のないことを確認して終了する．通常，終了後3〜4時間程度の床上安静としている．

③腫瘍生検の適応と禁忌[4]

腫瘍生検の禁忌としては，高度の出血性素因，腹水症例があげられる．また，高齢者に多いが，

表3 肝細胞癌の分化度と組織学的特徴

	分化度	高分化型	中分化型	低分化型	未分化癌
	Edmondson 分類註2	I型	II型	III型	IV型
腫瘍細胞の性状	配列	細索状 小さな偽腺管	細 ← 中索状 偽腺管 → 大	索状構造不明瞭化～充実型	充実型～髄様
	細胞密度	小 ―――	――― 中 ―――	―――	――― 大
	細胞形質好酸性顆粒	明瞭 ―――	―――	―――	→ 不明瞭
	細胞形質好酸性顆粒の量	豊富 ―――	―――	―――	→ 少, 貧
	細胞の接着性	◯+++	++	+	(±～) -
	巨細胞	-	+	++	(±～) -
	脂肪化	高頻度	±	±	-
	胆汁産生	±	++	+～	-

註1: -, ±, +, ++, +++ はいずれも程度を示す. 矢印はそれぞれの方向への性状の変化を示す.
註2: Edmondson II型のうち, 索状構造の幅が細いものは高分化型, III型のうち, 索状構造が明瞭で多形性が比較的軽微なものは中分化型, IV型のうち, 不明瞭ながら索状構造がうかがえるものは低分化型と解釈されるため, 各分化度と Edmondson 分類の間には若干のズレがある.
(日本肝癌研究会, 編:臨床・病理 原発性肝癌取扱い規約, 第3版, 金原出版, 東京, 1992[1])より)

十分な息止めができないことは生検針による穿刺部肝表面の損傷・出血の危険性が高く禁忌となる. 一方, 肝腫瘍側の肝内局在部位も適応の条件に加味される. その必要条件としては, 腫瘍が肝表面に突出しておらず, 非腫瘍部肝実質を経た腫瘍への穿刺経路が確保可能であることである. また, 横隔膜下直下や肝辺縁部は比較的穿刺が困難なことが多い.

さらに重要なことは画像診断などで明らかに HCC と診断されている例に腫瘍生検を行うことは, 特別な場合を除き, 禁忌となるということである. すなわち, マイクロ波凝固やエタノール注入という局所治療法の選択の目的での腫瘍生検による癌の診断は治療に直結する意味で重要であるが, それ以外の目的の腫瘍生検は癌細胞の播種や出血の危険性を考え施行すべきではない.

④腫瘍生検の合併症

腫瘍生検の合併症としては表2に示すように癌細胞の穿刺ライン上の転移や腹腔内出血が比較的多いが, 適応と禁忌を十分理解したうえで注意深く施行すればまれである.

生検診断

①肝細胞癌

肝細胞癌は基本的に, 「実質は肝細胞, 間質は血液を入れ, 一層の内皮細胞で囲まれた類洞」という正常肝組織の基本構造が保たれているので, 間質としての一層の内皮細胞に囲まれた類洞様血液腔の中に, 肝細胞に似た腫瘍細胞島が浮遊する型をとる[1]. 組織学的分化度による分類では, 肝細胞癌は腫瘍細胞の性状と組織学的な増殖状態から, 高分化, 中分化, 低分化そして未分化と分類される (表3). また, 組織構造による分類では, 索状型 (trabecular type), 偽腺管型 (pseudo-glandular type), 充実型 (compact type), 硬化型 (scirrhous type), fibrolamellar carcinoma に分類される (図3, 4, 5, 6). fibrolamellar carcinoma は若年者にみられる特殊な型で, 肝硬変をともなわず, よく分化した形の腫瘍であるが, わが国ではまれである.

腫瘍細胞の細胞学的特徴としては, 多形性 (pleomorphic), 淡明細胞 (clear cell), 好酸性細胞, 紡錘形細胞, グリコーゲン, 脂肪, 胆汁産生細胞形質内封入体がみられることがある.

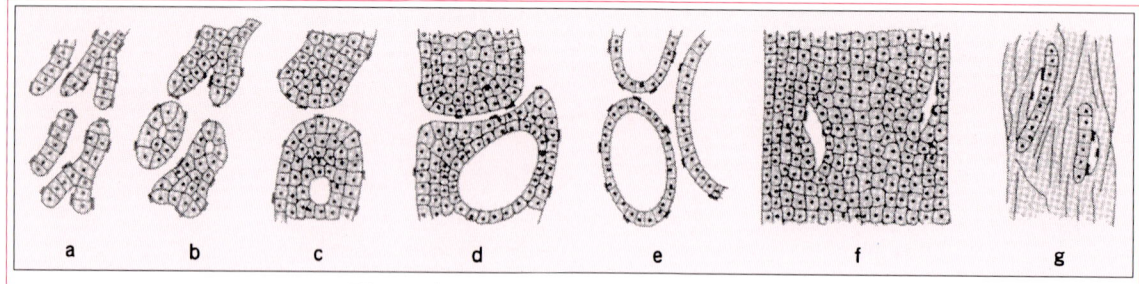

図3 肝細胞癌の組織構造による形態分類模式図
　　a, b, c, d：索状型（trabecular type）, e：偽腺管型（pseudoglandular type）, f：充実型（compact type, solid type）, g：硬化型（scirrhous type）. a, b：細い（小）索状（thin-or micro-trabecular, 細胞索の幅は1〜3個の腫瘍細胞により構成されているもの．一部に腺房構造 acinar pattern をみる）. c：中索状（mid-trabecular, 細胞索の幅は4〜7個の腫瘍細胞により構成されているもの, 一部に偽腺管形成をみる）. d：太い（大）索状（thick-or macro-trabecular, 細胞索の幅は8個以上の腫瘍細胞により構成されているもの．一部に偽腺管形成をみる）.

［神代正道：小さい肝癌―病理形態学的立場から．取り扱い規約に沿った腫瘍鑑別診断アトラス　肝臓（奥平雅彦, 他編著）, p. 44-51, 文光堂, 東京, 1991[5]）より］

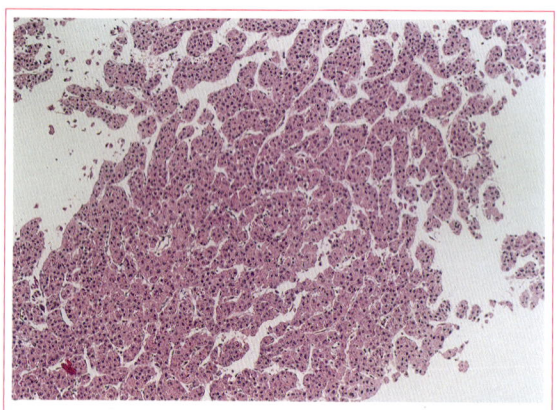

図4　肝細胞癌（中索状型, 中分化型）の生検組織
　　（HE 染色, ×100）

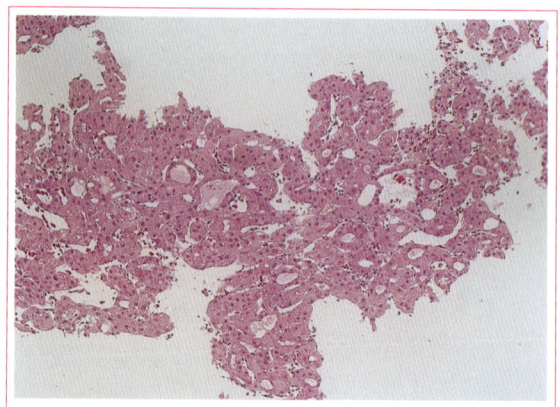

図5　肝細胞癌（偽腺管型, 中分化型）の生検組織
　　（HE 染色, ×100）

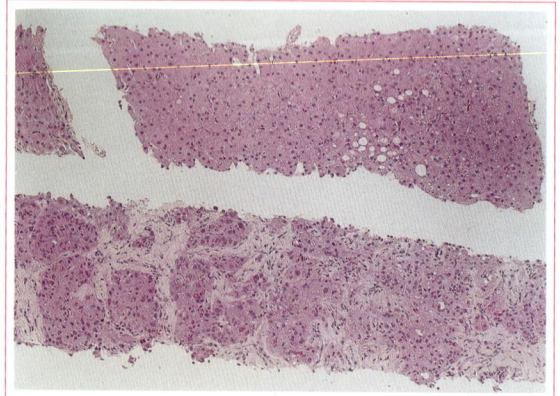

図6　肝細胞癌（硬化型, 中分化型）の生検組織
　上下の組織片はそれぞれ非腫瘍組織および腫瘍組織．腫瘍細胞集団が広い線維性間質により島状に区分されている（HE 染色, ×100）．

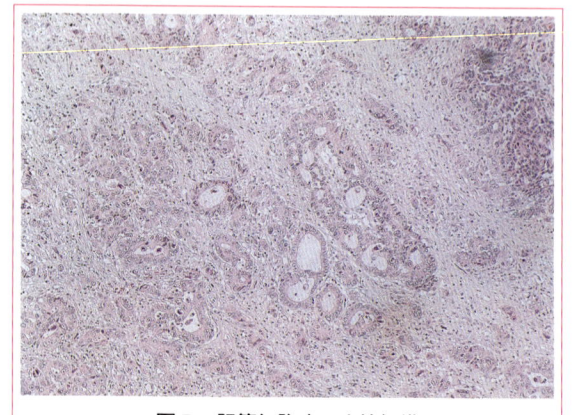

図7　胆管細胞癌の生検組織
　大小不規則な腺管構造を示し間質結合織が発達している（HE 染色, ×100）．

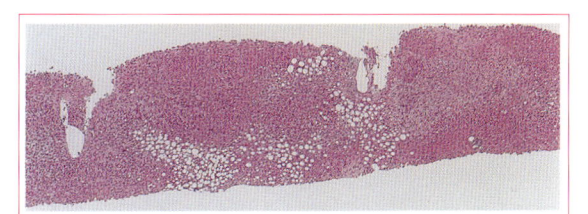

図8 脂肪化をともなう高分化型肝細胞癌の生検組織
（HE染色，×40）

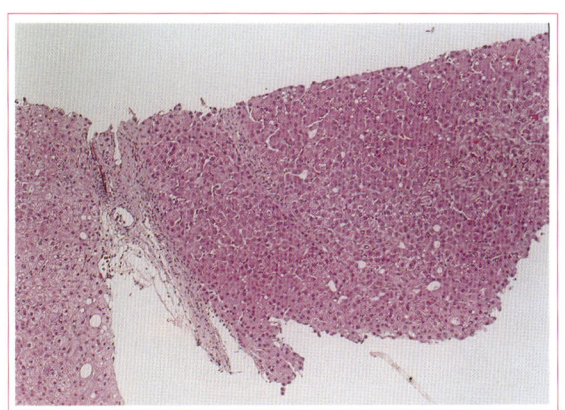

図9 肝細胞癌（索状型，高分化型）の生検組織
癌部（右側）は非癌部（左側）に比較し，細胞密度の増大と染色性の増強をみる．（HE染色，×100）．

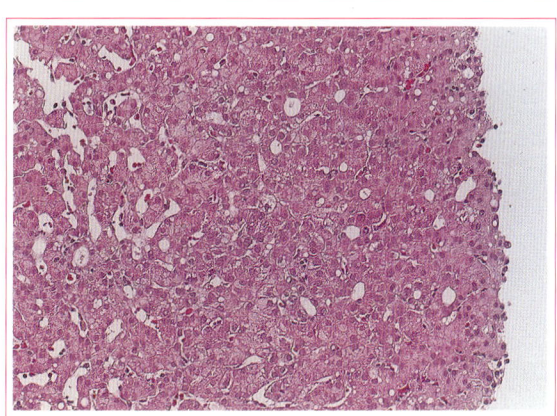

図10 肝細胞癌（索状型，高分化型）の生検組織
不規則な細索状構造，腺房様偽腺管構造を認める（HE染色，×200）．

② 胆管細胞癌

管状の腺管構造をとることが多いが，ときに，乳頭状腺癌の型を示す．線維性間質が発達しているものが多い．（図7）

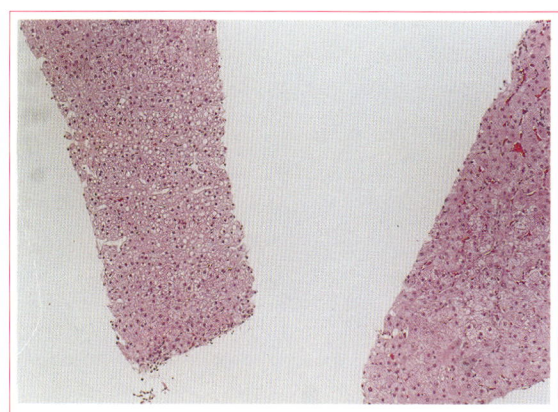

図11 腺腫様過形成の生検組織
腺腫様過形成部（左側組織片）は，非腫瘍組織（右側組織片）に比較し細胞密度は高く脂肪化もみられるが，構造異型はみられない（HE染色，×40）．

③ 転移性肝癌

原発巣と同様あるいは類似の組織像をとる．

④ 細小肝癌と境界病変との鑑別[5]

肝癌の発生過程でも述べたように，慢性肝疾患，特に肝硬変を背景とする径2cm以下の小結節のうち，腺腫様過形成，異型腺腫様過形成，初期の高分化型肝細胞癌は一連の増殖性病変であると考えられており，これらの鑑別が生検診断では特に重要である．

1）細小肝癌

細小肝癌は，2cm以下の肝細胞癌であり，その多くは異型に乏しい高分化癌組織よりなる．その特徴としては，①癌細胞の小型化，核胞体比の増大をともなう細胞密度の増加（通常，周囲組織の約2倍以上），②好酸性あるいは好塩基性の染色性の増強，③不規則な細索状構造，④腺房様あるいは偽腺管構造，⑤細胞核の類洞側への偏位，⑥グリソン鞘内への浸潤（間質浸潤），⑦高頻度の脂肪化および淡明細胞化などがあげられる．そして，これらの所見が種々の程度に組み合わさることにより，多彩な像を示す（図8，9，10）．

2）腺腫様過形成（adenomatous hyperplasia）（図11）

周囲肝組織に比較して細胞密度の中等度の増大（1.5倍前後）を認めるが，構造異型はみられない．細胞はやや小型になるため核胞体比が軽度増

加し，核は大小不同を示す．また，cord structure が周囲組織より目立つ．

3）異型腺腫様過形成（atypical adenomatous hyperplasia）

area としての構造異型はみられないが，ごくわずかの構造異型を疑わせる結節，あるいは構造異型はみられないが，細胞密度の増大の高度な部分を有する結節．

これらのほかに，顕微鏡的に周囲硬変肝と同様の組織を示す大再生結節（large generative nodule）も鑑別病変に入る．また，肝血管腫もエコー所見では高エコー像を示し，上記の病変との鑑別が重要であるが，MRI 所見などから鑑別可能である．しかし，確定診断が画像診断ではつかず生検を行なった場合は，組織片はほとんど取れず血液が吸引されることが多い．

通常，十分量の腫瘍組織が非腫瘍組織とともに得られれば，高分化型 HCC の診断に苦慮することは少ない．しかしそれ以外のときは，鑑別に苦慮することがあり，そのような場合には，再度生検を行うことがよいと思われる．

おわりに

肝細胞癌に対する超音波ガイド下肝腫瘍狙撃生検の手技と組織診断を中心に述べた．肝腫瘍生検はけっして安易に行われるべきものではなく，その適応を熟慮のうえ施行すべきである．

文　献

1）日本肝癌研究会，編：臨床・病理　原発性肝癌取扱い規約，第3版，金原出版，東京，1992
2）日本肝癌研究会：第13回全国原発性肝癌追跡調査報告（1994-1995）．日本肝癌研究会，進行印刷出版，京都，1998
3）神代正道：早期肝癌の病理組織と発癌様式．消化器癌 1：36-42, 1991
4）市田隆文，渡辺雅史：細小肝癌の診断手技とその問題点（4）細小肝癌に対する生検診断の有用性とその問題点．臨床消化器内科 17：521-530, 1992
5）神代正道：小さい肝癌―病理形態学的立場から．取扱い規約に沿った腫瘍鑑別診断アトラス　肝臓（奥平雅彦，水本龍二，谷川久一，編著），p. 44-51, 文光堂，東京，1991

14. その他の肝限局性病変

肝血管腫

①概念，診断

　肝血管腫は肝にみられる良性腫瘍のなかで間葉性腫瘍の大部分を占め，そのほとんどは海綿状血管腫（cavernous hemangioma）である．慢性肝炎や肝硬変などの肝病変との関係はほとんどない．最近の画像診断の発達や健康診断での超音波検査の普及により日常的に血管腫が発見されるようになってきた．基本的には無症状であるが，巨大な血管腫では周辺臓器を圧排するため症状が出現したり，まれに破裂し腹腔内出血をきたすことがある．

　病理学的には厚い結合織性の隔壁が縦横に発達し，広い血管腔が仕切られ内部は血液で満たされている．

　診断は典型例では，超音波検査でほぼ均一な高エコー結節として認められる．Dynamic CT では腫瘍辺縁から濃染が始まり徐々に中心部まで濃染され持続する．MRI では T_2 強調像で著明な高信号を呈する．MRI による肝細胞癌と血管腫の鑑別の正診率は 90％以上とされている[1]．しかしながら一部の肝血管腫は，血管腔内の血栓形成やその後の硝子化や石灰化などの変性が加わることにより硬化性血管腫（sclerosed hemangioma）あるいは硝子様血管腫（hyalinized hemangioma）という状態になる．このような病変では画像診断では悪性腫瘍との鑑別が困難となることがある[2]．

　確定診断がされれば肝血管腫は，出血や破裂の危険がないかぎり経過観察とされ，とくに治療は必要ない．

②肝生検

　画像検査により肝血管腫はかなりの確率で診断

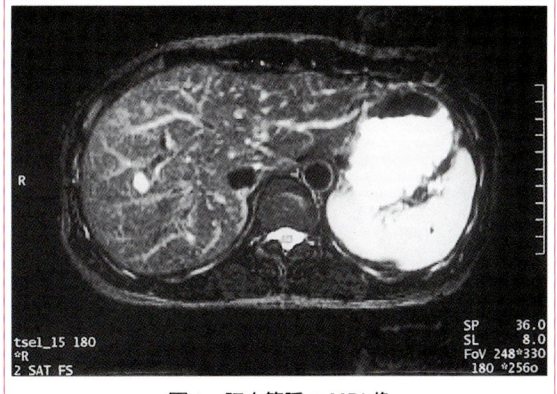

図1　肝血管腫の MRI 像
S7の腫瘤は T_2 強調 dynamic study で後期相に濃染し高信号を呈している．

されるが，前記の悪性腫瘍との鑑別が困難な硬化性血管腫については確定診断のため肝生検が適応となる．特に慢性肝炎，肝硬変などの慢性肝疾患に合併する高危険群に関してはいうまでもない．しかし巨大肝腫瘍や肝表面に突出する血管腫に対する肝生検は禁忌である．生検は健常肝を介して行う必要がある．そのため腹腔鏡下での肝生検では腫瘍の部位の確認が困難なことが多いため，超音波下に腫瘍を確認しながら肝生検を行うことが多い．

　組織診断には線維染色（アザン・マロリー染色，Elastica van Gieson など）が有用である．

肝のう胞

　のう胞性肝疾患は病理学的，成因などにより多くの分類がされている．成因よりの分類[3]では，① congenital, ② traumatic, ③ inflammatory, ④ neoplastic, ⑤ parasitic がある．一般に自覚症状はほとんどなく，偶然の機会に発見されることが多い．近年の画像診断の発達や健康診断の普

及により保有率は4％前後とされている．のう胞の腫大などにより肝腫大をきたすと腹部膨満感や心窩部，右悸肋部痛が認められる．まれではあるがのう胞破裂，のう胞内出血を起こすことがある．寄生虫性や腫瘍性，また巨大なのう胞による圧迫症状，肝機能障害をきたしている，破裂，出血，悪性化などの合併症をともなう場合は治療が必要である．

①先天性のう胞肝

単発性，多発性に分けられる．のう胞は単発，多発とも1層の円柱，立方上皮により被われている．多発性肝のう胞では高頻度にmicrohamartoma (von Meyenburg complex) が認められる[4]．多発性肝のう胞は常染色体優性遺伝とされ腎のう胞との合併が多い．その他，膵，脾，卵巣などにものう胞形成が認められることがある．また脳底動脈瘤の合併の危険もいわれている．予後は肝のう胞より多発性腎のう胞にともなう腎不全によることが多い．

診断は超音波検査では腫瘤内部に無エコーがあり，後方エコーの増強があり，境界が鮮明である．CTでは隔壁のない均一な低吸収域としてみられる．造影検査を行なっても変化を示さない．MRIではT_1強調画像で低信号，T_2強調画像で高信号を示す．腹腔鏡ではのう胞表面は滑らかで色調は白色から青色，緑色を呈することが多い．

合併症をともなう場合の治療として，超音波下に無水エタノール，酢酸，塩酸ミノサイクリン注入や腹腔鏡下のう胞切開，肝切除などが行われる．

②腫瘍性のう胞肝

肝内にのう胞性病変があり，のう胞内に充実性の腫瘤，のう胞壁の不整があればのう胞腺腫，のう胞腺癌の疑いがある．超音波像では多房性のう胞とのう胞内部に充実性腫瘤が認められる．CT検査では造影検査にてのう胞壁，腫瘤の濃染化を認める．のう胞穿刺と腫瘤のエコー下生検により確診されるが鑑別困難なことも多い．のう胞切除，肝切除が行われる．

③寄生虫性のう胞肝

のう胞形成をきたす寄生虫には包虫，肝蛭，肝吸虫などがいる．そのうち多包虫症は最終宿主で

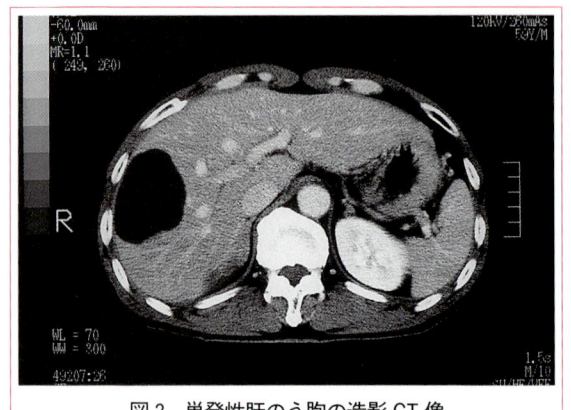

図2 単発性肝のう胞の造影CT像
S5に均一な低吸収像を認める．

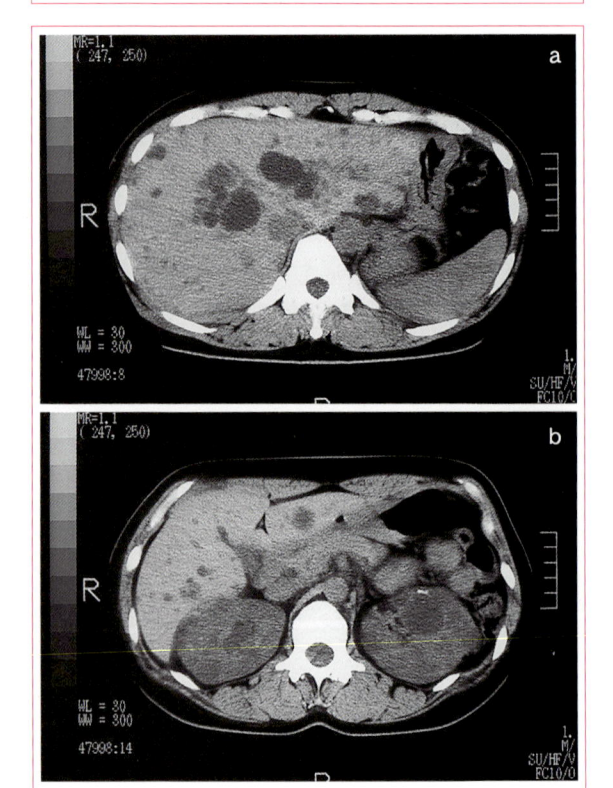

図3
a：多発性肝のう胞のCT像．肝腫大と両葉に大小不同の多発低吸収域を認める．
b：同一症例の腎CT像．一部石灰化をともなう多発低吸収域を認める．

あるキタキツネの糞便中の虫卵が経口摂取され経門脈的に肝に定着する．徐々に進行し最終的には肝不全となり死亡する．超音波検査では不整な充実性病変充実性腫瘤となり，内部の壊死にともないのう胞化する．石灰化を認めることもある．の

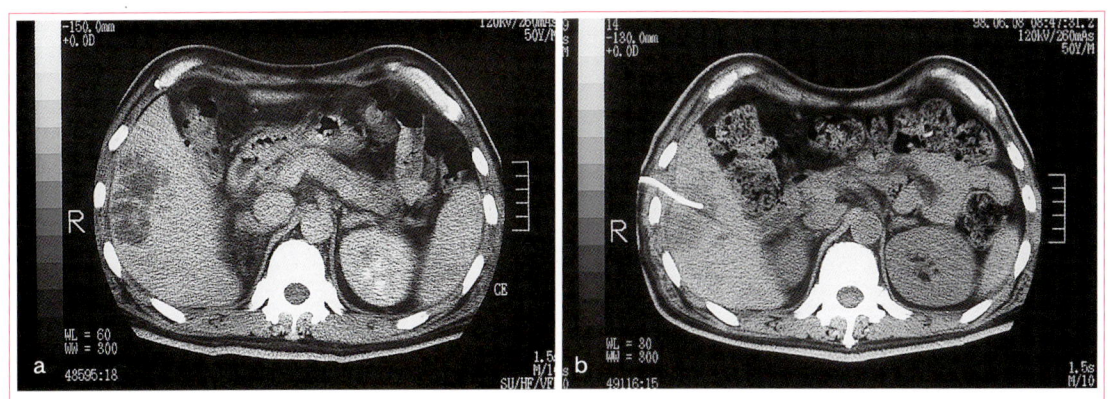

図 4
a：*Klebsiella pneumoniae* による化膿性肝膿瘍の造影 CT 像．S 5-6 に不整形，多房性の低吸収域を認める．
b：同一症例のドレナージ中の CT 像．低吸収域は均一化し縮小傾向にある．

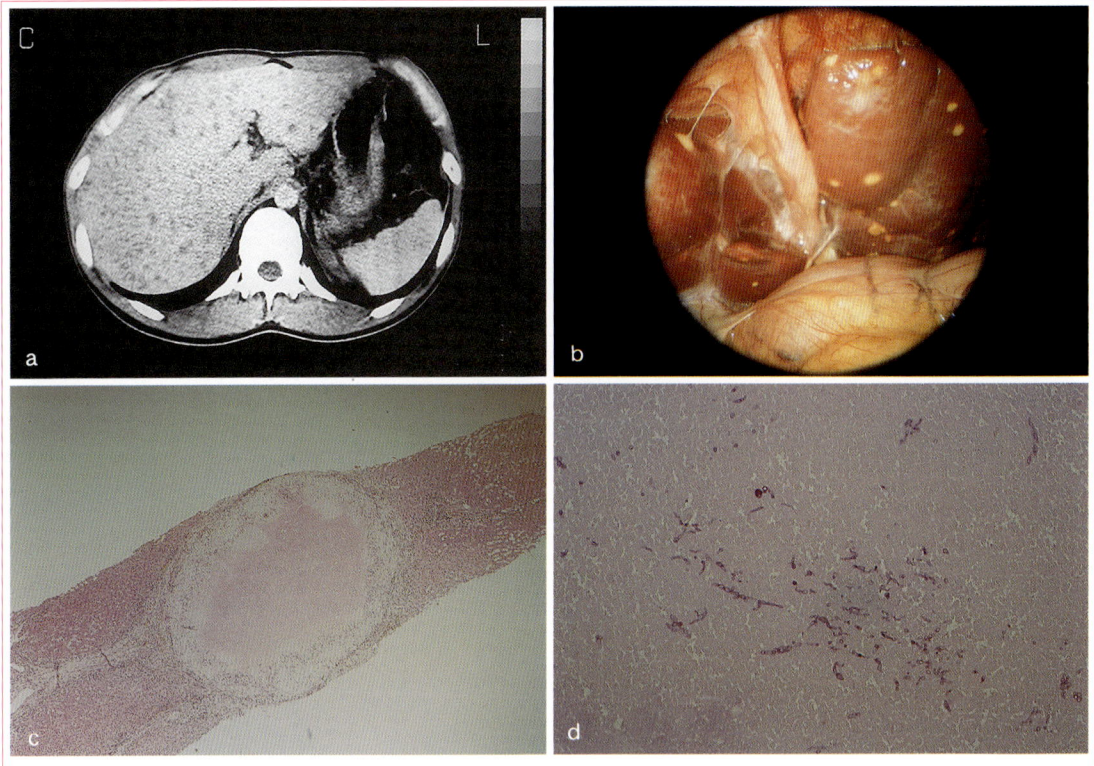

図 5
a：カンジダによる真菌性肝膿瘍の造影 CT 像．腫大した肝の両葉に多発性の数 mm から 10 mm の低吸収域を認める．
b：同一症例の腹腔鏡像．肝は腫大し，表面に小丘状ならびに半球状の黄白色の結節性隆起を多発性に認める．
c：Vim-Silvermann 針による肝生検組織の HE 染色像．径約 2 mm の被膜を有する微小膿瘍を認める．
d：膿瘍内部の PAS 染色．仮性菌糸と胞子の形態のカンジダを認める．

う胞の試験穿刺はアナフィラキシーを起こすため禁忌とされ，充実性の部位からの生検で繁殖胞を内部に持つ小のう胞があれば診断できる．

治療は肝切除が必要である．

肝膿瘍

肝臓に細菌，真菌，寄生虫などにより膿瘍を形成すると重症感染の症候を示す．症状では発熱，

腹痛，全身倦怠，黄疸などを認め，治療が遅れると致命的となる．感染経路としては，①胆道系疾患にともなう上行性胆道感染による経胆道性，②消化器系病変により門脈を経て肝に細菌が移行する経門脈性，③敗血症による経動脈性，④近接臓器である，胆のうや膵から炎症が波及する直達性，⑤外傷性，⑥原因不明の特発性，⑦カテーテル検査などにともなう医原性に分けられている．

①化膿性肝膿瘍

肝膿瘍のうち細菌性のものを化膿性肝膿瘍という．超音波検査では膿汁貯留による低エコー域を認めるが，膿瘍辺縁や膿瘍壁のエコー像はさまざまである．CT像では肝実質と肝のう胞の中間程度の低吸収域となり，造影にて周辺部に増強効果が認められる．MRI検査ではT_1強調像で低信号，T_2強調像で高信号を示す．画像上，腫瘍との鑑別が困難なことがあり，いずれにしても超音波下穿刺のうえ，穿刺液が膿性であれば経皮経肝膿瘍ドレナージを行う．また起炎菌の同定と化学療法の必要性はいうまでもない．ドレナージ不能例やドレナージ無効例などでは切除が必要となる．

②真菌性肝膿瘍

真菌による肝膿瘍は，基礎疾患を有する日和見感染として生じることが多く，全身臓器への播種の一部として起こる．真菌の種類としてはカンジダ，アスペルギルス，クリプトコッカス，ムコールなどによる．肝カンジダ症は白血病患者の寛解導入時や骨髄移植後の免疫抑制薬の投与にともなう，数週にわたる顆粒球減少がカンジダの異常増殖を起こし血行性に播種するものと考えられる．超音波検査では肝腫大を認め，数mmから1cm程度の多発性の低エコー領域を認める．CT検査でも多発性の低吸収域を認める．確定診断は肝生検を行い膿瘍内にカンジダが確認されればよいが，経皮肝生検では確定診断にいたらないことも多い．治療はアンフォテリシンB，ミコナゾール，フルコナゾールなどの抗真菌薬の全身投与が行われるが，副作用が強く，門脈内投与も行われている[5]．

文献

1) Ohtomo K, et al. : Hepatocellular carcinoma and cavernous hemangioma : differentiation with MR imaging. Radiology 168 : 621, 1988
2) 小林 聡, 他：肝臓の硬化性血管腫の1例．臨床放射線科 41 : 567-570, 1996
3) Henson SW, et al. : Benign tumor of the liver. III. Solitary cysts. Surg Gynecol Obstet 103 : 607-612, 1956
4) 円山英昭：肝臓の von Meyenburg complex—文献的考察．最新医学 42 : 116-123, 1987
5) 愛場信康, 他：骨髄移植後に発症した真菌性肝膿瘍の1症例．肝胆膵 21 : 595-601, 1990

15. サルコイドーシスと悪性リンパ腫

サルコイドーシス

①サルコイドーシスの診断基準

サルコイドーシスは，肺，目，皮膚などを主病変とし，非乾酪性の類上皮性肉芽腫の形成を認める原因不明の全身性疾患である．厚生省特定疾患（びまん性肺疾患）調査研究班による診断基準がある（表1）．

その診断基準は，
1）組織診断群（確実）：一つの臨床，検査所見と病理組織学的所見がある場合，

表1 サルコイドーシスの診断基準

I．主要事項 1．臨床症状 　呼吸器症状（咳，息切れ），眼症状（霧視），皮膚症状（丘疹）など 2．臨床所見 　1）胸郭内病変 　　①胸部X線・CT所見（両側肺門リンパ節腫脹，びまん性陰影，血管・胸膜の変化など） 　　②肺機能所見（VC，DL_{CO}，PaO_2の低下） 　　③気管支鏡所見（粘膜下血管のネットワーク形成，結節など） 　　④気管支肺胞洗浄所見*1（総細胞数・リンパ球の増加，OKT4/8上昇） 　2）胸郭外病変 　　①眼病変*2（前部ブドウ膜炎，隅角結節，網膜血管周囲炎など） 　　②皮膚病変（結節，局面，びまん性浸潤，皮下結節，瘢痕浸潤） 　　③表在リンパ節病変（無痛性腫脹） 　　④心病変*3（伝導障害，期外収縮，心筋障害など） 　　⑤唾液腺病変（耳下腺腫脹，角結膜乾燥，涙腺病変など） 　　⑥神経系病変（脳神経，中枢神経など） 　　⑦肝病変（黄疸，肝機能異常，結節など） 　　⑧骨病変（手足短骨の骨梁脱落など） 　　⑨脾病変（腫脹など） 　　⑩筋病変（腫瘤，筋力低下，萎縮など） 　　⑪腎病変（持続性蛋白尿，高カルシウム血症，結石など） 　　⑫胃病変（胃壁肥厚，ポリープなど） 3．検査所見 　①ツベルクリン反応（陰性） 　②γ-グロブリン（上昇）	③血清ACE（上昇） ④血清リゾチーム（上昇） ⑤^{67}Gaシンチグラム（リンパ節，肺などに集積像） 4．病理組織学的所見 　類上皮細胞からなる乾酪壊死を伴わない肉芽腫病変 　生検部位（リンパ節，肺，気管支壁，皮膚，肝，筋肉，心筋，結膜など） 　Kveim反応*4 （注）*1気管支肺胞洗浄所見については喫煙歴を考慮する 　　　*2,3眼，心サルコイドーシスについては別に診断の手引きを参考とする 　　　*4Kveim反応も参考になる
II．参考事項 1．無自覚で集団検診により胸部X線所見から発見されることが多い 2．霧視などの眼症状で発見されることが多い 3．時に家族発生がみられる 4．心病変にて突然死することがある 5．ステロイド治療の対応には慎重を要する 6．結核菌培養も同時に行うことが肝要である	
III．診断基準 1．組織診断群（確実）：I-2,3のいずれかの臨床，検査所見があり，I-4が陽性 2．臨床診断群（ほぼ確実）：I-2のいずれかの臨床所見があり，I-3の①または③を含む3項目以上陽性	
IV．除外規定 1．原因既知あるいは別の病態の疾患，たとえば悪性リンパ腫，結核，肺癌（癌性リンパ管症），ベリリウム肺，じん肺，過敏性肺臓炎など 2．異物，癌などによるサルコイド局所反応	

（厚生省特定疾患「びまん性肺疾患」調査研究班，1989年1月）

図1

図2

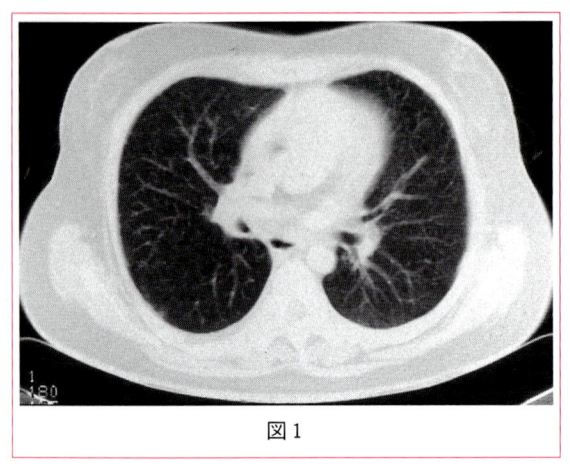

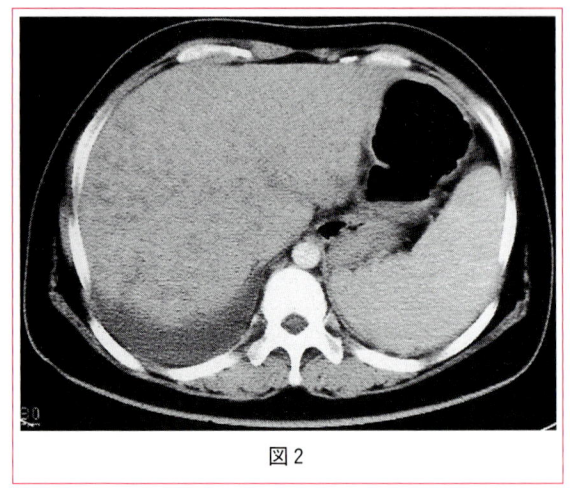

表2　Laboratory data

WBC	3180/mm³	GGT	46 IU/L
RBC	518×10⁴/mm³	ALP	244 IU/L
Hb	12.8 g/dl	TB	0.2 mg/dl
Ht	41.1%	ChE	0.92 ΔpH
Pl	18.5×10⁴/mm³	ESR	16/1 hr
TP	8.0 g/dl	CRP	0.3 mg/dl
alb	4.7 g/dl	ACE	26.2 U/L
LDH	132 IU/L	S-Lysozyme	18.6 mcg/ml
GOT	23 IU/L	tub. R	(−)

　2）臨床診断群（ほぼ確実）：1つの臨床所見とツ反陰性などを含む3項目以上の検査所見が陽性

と分けられており，組織診断が重要であることが示されている．また，除外規定のある疾患であることも重要であり，悪性リンパ腫や結核などがその対象にあげられている．

②典型症例

　30歳，女性．
　主訴：咳．
　現病歴：平成5年より時に咳あり内服加療していた．平成8年4月，眼痛あり，近医にて虹彩炎を指摘され，咳もあることよりサルコイドーシスを疑われ，当病院紹介受診した．胸部X線にて，両下肺野に小粒状影，CTにて全肺野に多発性に小結節影を認めた（図1）．検査所見では表2のごとくサ症に典型的なACE高値とツ反陰性のほか，著変を認めなかった．

気管支鏡下生検などを行うも確診に至らず，単純CTにて肝にも多発性のLDAを認めたため（図2），超音波下肝生検を施行した．超音波では明らかなSOLは認められなかったが，やや低エコーに見える部を狙って穿刺した．
　病理組織所見：グリソン鞘領域に複数の類上皮細胞性肉芽腫を認めた．星状体は認められず，グリソン鞘の小円形細胞浸潤や小葉内の変化は軽微であった（図3）．
　本例は肝生検を決め手となり，確診に至り，その後は外来にて経過観察となった．

③サ症の臨床像（第8回全国サ症実態調査成績から)[1]

　約2/3の症例は自覚症状で発見され，3割は検診などで発見されている．症状は霧視などの眼症状，皮膚症状，咳であり，全身倦怠，発熱などの自覚症状もみられる（表3）．発見時の病変部位はBHLが約3/4の症例に認められ，次いで眼，肺，皮膚病変が高頻度である（表4）．肺外病変の臓器としては心臓がもっとも多く，以下，肝臓，筋肉，胃，中枢神経系がそれに次いで多くなっている（表5）．検査成績では，ツ反陰性，疑陽性合わせて76.4％と高頻度であり，血清ACE高値が61.4％であった．

④サ症の組織診断

　サ症の組織診断に用いられる臓器生検部位としては，リンパ節，肺気管支壁，皮膚，肝，筋肉，

表3 発見時症状, 全国症例

発見時症状	合計 (877例)
霧視・羞明 飛蚊・視力低下	341 (38.9%)
全身倦怠	63 (7.2%)
せ き	110 (12.5%)
発 熱	51 (5.8%)
関 節 痛	14 (1.6%)
皮 疹	121 (13.8%)
結 節 性 紅 斑	19 (2.2%)
そ の 他	105 (12.0%)
小 計	640
な し	237 (27.0%)
合 計	877

表4 初診時病変部位, 全国症例

初診時病変部位	男 (325例)	女 (553例)	合計 (878例)
BHL	265 (81.5)	399 (72.2)	664 (75.6)
肺	117 (36.0)	139 (25.1)	256 (29.2)
眼	139 (42.8)	291 (52.6)	430 (49.0)
皮膚	36 (11.1)	126 (22.8)	162 (18.5)
表在リンパ節	31 (9.5)	37 (6.7)	68 (7.7)
耳下腺	7 (2.2)	12 (2.2)	19 (2.2)
神経	5 (1.5)	15 (2.7)	20 (2.3)
その他	8 (2.5)	26 (4.7)	34 (3.9)

( )内%

表5 サルコイドーシス肺外病変, 全国症例

	心 (356)	肝 (228)	胃 (73)[生検 35]	腎 (48)	筋 (130)
年 齢					
〜39	83	141	28[13]	18	40
40〜	273	87	45[22]	30	90
胸部 XP (stage)					
0	116	17	63[25]	13	42
1	165	116	4[4]	17	62
2	50	72	3[3]	7	17
3	25	23	3[3]	11	9
出現時期					
初診時	201	217	71[33]	31	91
経過中	111	11	2[2]	17	39

表6 肉芽腫を認めた29例の肝生検組織の診断

原発性胆汁性肝硬変	11
サルコイドーシス	6
肝結核	1
肝膿瘍	1
悪性リンパ腫	1
転移性肝癌(扁平上皮癌)	1
慢性活動性肝炎	3
肉芽腫性肝炎	3
肉芽腫をともなう脂肪肝	1
脂肪肝をともなう肝線維症	1

(臨床的な確定診断に至らない症例については組織診断名によって分類した)

心筋, 結膜などがあげられている.

　特徴的な肉芽腫は類上皮細胞と多核巨細胞からなり, 辺縁にリンパ球, マクロファージ, 線維芽細胞が分布する. 肉芽腫は直径100〜300μmと比較的大きさがそろっているのが特徴で, 辺縁は明瞭である. 結核でみられる乾酪性壊死はないが, フィブリノイド壊死がみられることがある. 類上皮細胞や多核巨細胞には, しばしばSchaumann's bodyと呼ばれる細胞質内封入体がみられる. これは, 酸性粘液多糖類にカルシウムや鉄が沈着してできる好塩基性層状物質である. また, 巨細胞内にはリポ蛋白からなる星状封入体(星状小体)がみられる.

⑤サ症の肝病変

　サ症では, 潜在性肝病変が高頻度であり, 肝機能が正常でも腹腔鏡下肝生検により8割という高頻度に肝サ症病変が検出されることを立花[2]は報告している. 近年では, 画像診断の普及により本例のように腹部CT検査あるいは腹部超音波検査で多発性肝サ結節病変が発見され, その狙撃生検で組織診断がつく症例が増加している.

　サ症の腹腔鏡像も特徴的である. 腹腔鏡下の肝表面像は多くのサルコイド結節が直径0.5〜2mm大円形や楕円形の帯黄白色から灰白色の斑点として観察できる. 一般に, 新鮮結節は帯黄白色, 陳旧結節は灰白色, 瘢痕化結節は白色陥凹にみえる(図4).

　肝組織所見としては前述の類上皮細胞性肉芽腫が門脈域ないし, その近傍に認められ, 時に肉芽腫の癒合が認められる. 肉芽腫には細網線維が豊

図3

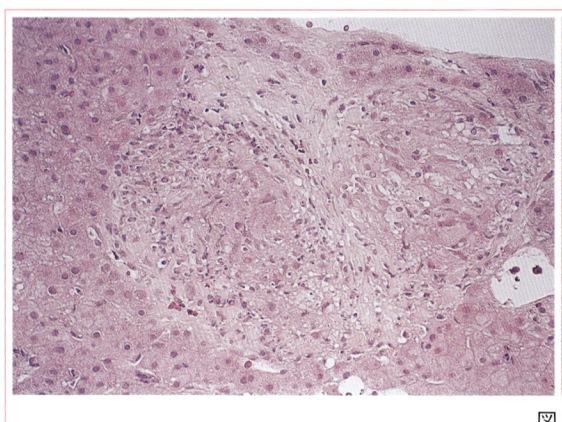

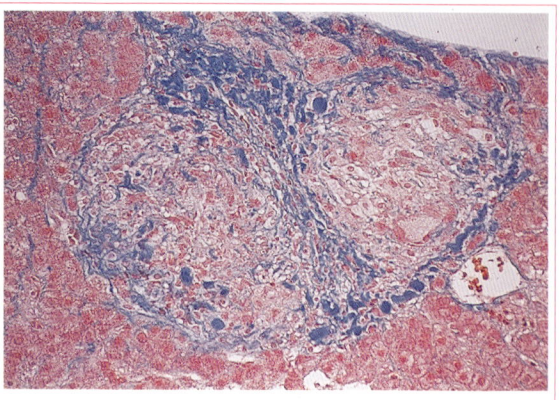

図4

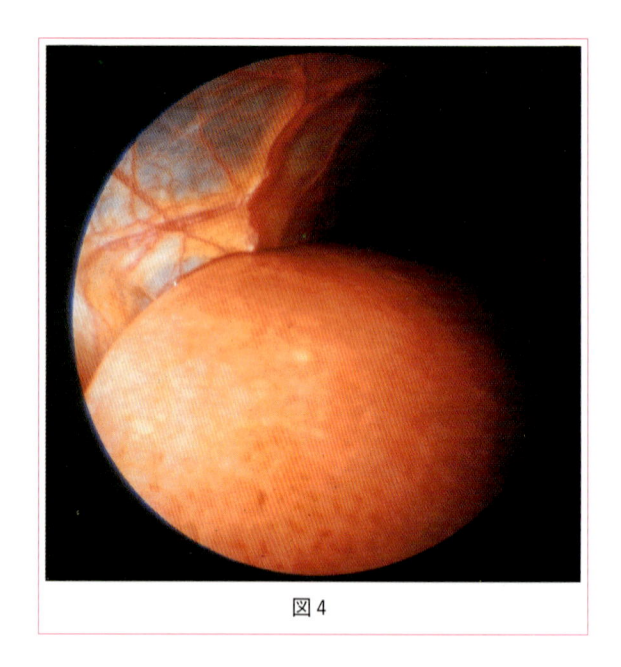

富にみられる。肝実質の変化は軽微であることがほとんどである。線維化の進展による小葉構造の変化や肉芽腫による門脈域の破壊によって胆汁うっ滞がみられることもある。

⑥肉芽腫をきたす疾患の組織の鑑別診断

結核が組織の鑑別診断上、重要な疾患であるが、そのほか、真菌感染症、過敏性肺臓炎、クローン病、原発性胆汁性肝硬変（PBC）、悪性リンパ腫などの悪性腫瘍など、多くの疾患で壊死をともなわない類上皮細胞肉芽腫を認めることがある。したがって、組織診断が決め手となる疾患ではあるものの組織診断のみに固執することも誤りである。

肝組織の鑑別診断としては、結核菌などの抗酸菌に対しては抗酸菌のみを染め出すZiehl-Neelsen染色で菌体を証明することが診断の決め手となり、そのほか、真菌の菌体や日本住血吸虫の卵などが直接、病因を特定することにつながる。また、肝臓に肉芽腫をつくる代表疾患であるPBCは、慢性非化膿性破壊性胆管炎（CNSDC）の所見の有無が診断に重要である。

われわれの教室の昭和56年以来の肝生検組織約3200件の検討（表6）では、約1％の症例で肉芽腫が認められ、その症例の約1/3はⅠ～Ⅱ期のPBCであり、サ症はそれに次いで多い割合を占めた。また、サ症疑いにて肝生検が行われた症例7例のうち6例で肉芽腫を認め、サ症の確定診断につながっていた。

サ症やPBCに限らず、肉芽腫をともなう疾患の肝生検組織の診断では、作成標本上の肉芽腫の有無にかかわらず、連続切片を作り、決め手となる所見を探すことが不可欠である。

悪性リンパ腫

①肝原発悪性リンパ腫の診断基準

1）剖検で悪性リンパ腫が認められる例、または、2）肝のリンパ腫という診断が生検でなされてから少なくとも6ヵ月は表在性リンパ節の腫脹や脾腫が証明されず、肝以外の腹部および胸部CT、骨髄、末梢血液像に異常がない例というCoccamoの提唱した基準[3]が知られている。近年では、画像

図5

図6

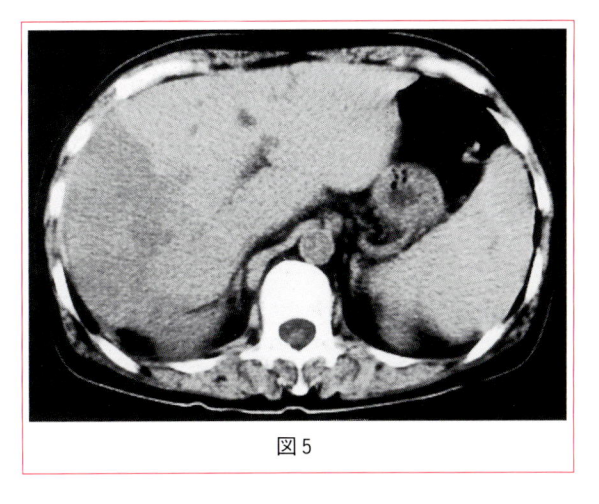

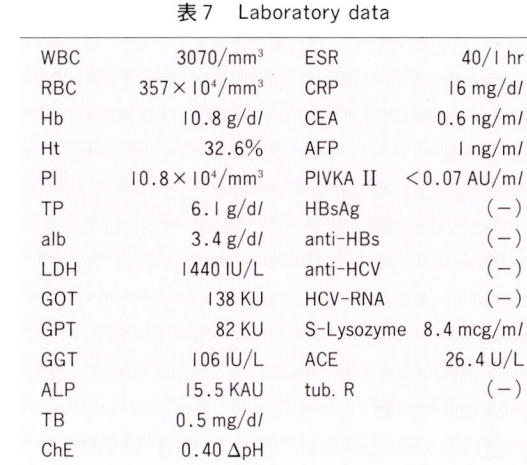

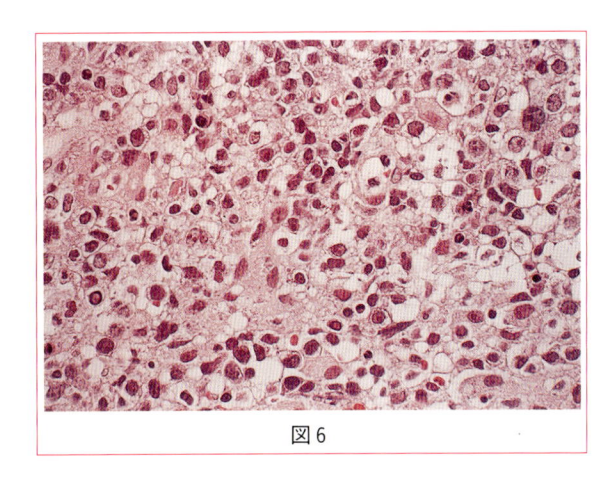

表7 Laboratory data

WBC	3070/mm³	ESR	40/1 hr
RBC	357×10⁴/mm³	CRP	16 mg/dl
Hb	10.8 g/dl	CEA	0.6 ng/ml
Ht	32.6%	AFP	1 ng/ml
Pl	10.8×10⁴/mm³	PIVKA II	<0.07 AU/ml
TP	6.1 g/dl	HBsAg	(−)
alb	3.4 g/dl	anti-HBs	(−)
LDH	1440 IU/L	anti-HCV	(−)
GOT	138 KU	HCV-RNA	(−)
GPT	82 KU	S-Lysozyme	8.4 mcg/ml
GGT	106 IU/L	ACE	26.4 U/L
ALP	15.5 KAU	tub. R	(−)
TB	0.5 mg/dl		
ChE	0.40 ΔpH		

診断や生検診断の進歩により必ずしも，Coccamoの基準にこだわらずに報告されている症例も見受けられる．

② 臨床の場における肝の悪性リンパ腫

1958年のEdmondsonの報告以来，肝原発の悪性リンパ腫は70例あまりが報告されているが，悪性リンパ腫のうちでの比率はきわめて少ない．また，NHL（非ホジキンリンパ腫）の肝への浸潤は生検例では約15〜25％に認められるが，肝浸潤の有無によってclinical stage，さらには治療方針が大きく変わることがないこと，また，画像診断の進歩もあり，悪性リンパ腫の診断がすでについた症例においてstagingなどを目的に肝生検を行うことは近年まれとなった．したがって，実際には，画像診断などで肝腫瘍が指摘され，その組織診断目的に生検を行い，悪性リンパ腫という診断がつくという場合がほとんどであると思われる．したがって，HE染色にて悪性リンパ腫ないしはその疑いという診断になり，その確認さらに分類のために表面マーカーの免疫染色を行うという手順になると思われる．

③ 当科で経験した1例

58歳，女性．
主訴：発熱
昭和63年より慢性活動性肝炎（非B非C型）にて加療．平成5年7月より38℃台の発熱と肝機能異常の増強あり，近医入院．腹部CT（図5）にて肝右葉に区域性のLDAを指摘され，抗生剤投与を受けるも軽快せず，8月11日，当科転入院した．理学的所見では軽度の肝腫大を認めた．入院時検査所見（表7）では好酸球の増加および好中球の核左方移動，LDHの著明な上昇（アイソザイム2, 3型優位）とALPなどの肝胆道系酵素の上昇のほか炎症所見を認めた．腫瘍マーカーや肝炎ウイルスマーカーはいずれも陰性であった．

超音波検査では，門脈右枝およびその分枝の壁肥厚や狭小化と肝エコーの粗造化を認めた．MRIでは病変部はT₁強調像で低信号，T₂強調像で高信号を呈した．

肝生検組織所見：1回目の生検は肝右葉の門脈周辺から採取したが，好酸球浸潤をともなう肉芽腫葉変化を認めたが，明らかな異形細胞などは認めなかった．3週間後，2回目（図6）を直径1cm大の低エコー部から行い，明瞭な核小体を

B lymphoma	
LSG	REAL

- Small cell B — Precursor B-lymphoblastic
- Small cell B — Small lymphocytic
- Small cell B — Lymphoplasmacytoid
- Diffuse medium B — Mantle cell
- Diffuse mixed B — Marginal zone B cell
- Follicular — Follicular
  - medium — grale 1
  - mixed — grale 2
  - large — grale 3
- Diffuse large — Diffuse large B cell
- Diffuse large — Primary mediastinal B cell
- Burkit — Burkit
- 対応なし — Hairly cell leukemia
- 対応なし — Plasmacytoma/Myeloma

T lymphoma	
LSG	REAL

- Lymphoblastic — Precursor T-lymphoblastic
- Small cell T — T-CLL
- Small cell T — Large granular cell Leuk.
- Diffuse medium T — Mycoses fungoides
- Diffuse mixed T (IBL-T) — Peripheral T cell (unsp.)
- Diffuse large T — Angioimmunoblastic
- Diffuse large T — Angiocentric
- Diffuse large T — Intestinal T cell
- Diffuse pleomorphic — Adult T cell leuk/lymph.
- Diffuse pleomorphic — Anaplastic large cell

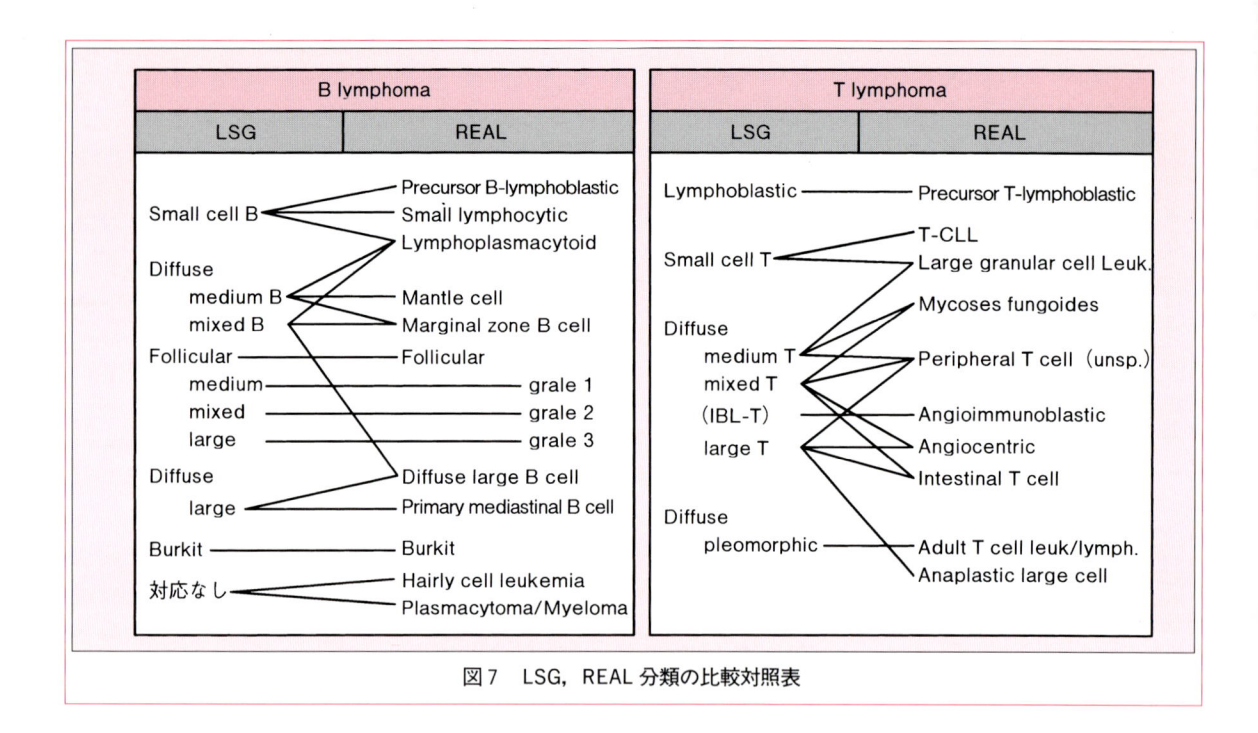

図7　LSG，REAL 分類の比較対照表

表8　リンパ腫に用いられるおもな細胞マーカー

	凍結切片	パラフィン切片
B	a．Ig b．CD19, CD20, CD21, CD22, CD24 c．bcl-2, CD10, CD38, CD5	a．Ig b．L26(CD20), MB1(CD79a), MB2 c．bcl-2, CD10, CD5, CD23, LN2(CD74), LN3(HLA-DR), CD23, cyclin D1(bcl-1)
pan T	a．CD3, TCR b．CD2, CD5, CD7	a．CD3, βF1 b．UCHL1(CD45RO) MT-1(CD43), CD5
T subset	CD4, CD8	CD4, CD8
NK	CD16, CD56, CD57	CD56, CD57
その他	ki-1(CD30)	ki-1(CD30)

a：特異性高度，b：特異性中度，c：特異性低度

1～数個持つ比較的大型の異形リンパ球の集簇を認め，diffuse large cell type の悪性リンパ腫と診断した．また，免疫染色にて LCA, Pan B 陽性，MT-1, UCHL-1 陰性であり，B細胞型と診断した．1回目の生検所見などから当初，寄生虫性肝疾患を疑い，その治療を行なったが，好酸球増加以外は改善せず，2回目の肝生検の結果から

THP-COP 療法などを行い完全緩解に至り，以後，再発なく経過している．

③悪性リンパ腫の分類と表面マーカー

　悪性リンパ腫の分類は表面抗原の細かな検討が加わることによって，大きく変化しつつある．現時点では，本邦では LSG 分類と表面マーカーからみた細胞の起源，系統から分類した REAL (Revised European-American classification of lymphoid Neoplasm) 分類（図7）を併用するのが妥当であろうと思われる．

　表面マーカーに対する抗体や2次抗体も染色性の良いものが次々と開発されており，また，組織切片の蛋白分解酵素（トリプシン）処理または熱処理（マイクロウェーブやオートクレーブ）などの染色法の進歩があるが，免疫染色に用いられるおもな表面マーカーを表8に示す．

④肝原発悪性リンパ腫の臨床像など

　樋口ら[5]は本邦報告例51例についてまとめている．それによれば，患者年齢は，平均年齢55.5歳（25～87歳）で男女比（3.2：1）である．また，症状は，全身倦怠感と上腹部痛が多く，B症状（発熱，盗汗，10％以上の体重減少）は，15例

表9 悪性リンパ腫におけるHCV抗体陽性率

	HCV抗体陽性者/総数	陽性率(%)	献血ドナーの陽性率(%)	Fisher's P value
ホジキン病	0/4	0.0	2.1	>.99
非ホジキンリンパ腫				
B細胞性	9/85	10.6	1.0	.0064*
非B細胞性	2/21	9.5	2.1	.0984
T/B未検	2/27	7.4	1.0	.147

*p<0.01

(約30%)に認められている．肝機能検査ではLDHがトランスアミナーゼなどのほかのデータに比して高値なのが特徴であり，また，AFPやCEAが陰性であることが，肝癌などとの鑑別診断に有用である．画像診断上の典型像は，超音波検査でhypoechicときにmixed pattern，CTでほとんどenhanceされないlow density area，MRIではT_1でlow，T_2でhighである．基礎疾患については16例(31%)が慢性肝疾患があり，検査された限りでは，1例がB型，3例がC型肝炎ウイルス陽性であった．ほかには自己免疫性溶血性貧血，特発性血小板減少性紫斑病が各1例であった．リンパ腫の分類としては，diffuse large cellが32%，diffuse small cleaved cellが27%であった．また表面マーカーの検索された32例において23例(72%)がB細胞型，9例(28%)がT細胞型であり，肝疾患を基礎に持つ6例では5例がB型，1例がT型であった．

⑤近年の肝とリンパ腫の関連について

慢性肝炎・肝硬変に続発する肝細胞癌などと同様に悪性リンパ腫の発生も慢性炎症との関連が示唆されてきており，古くは慢性甲状腺炎における甲状腺原発悪性リンパ腫，最近では，*Helicobacter pylori* 感染によって発生する胃MALT (mucosa-associated lymphoid tissue) リンパ腫がその例である．肝炎ウイルス感染についても悪性リンパ腫との関連が注目されており，肝におけるリンパ球の反応性クローンが，B細胞性リンパ腫の腫瘍性クローンの起源に関与している可能性が考えられる．疫学的検討では，NHLでは高率にHCV感染があるとされており，当科における検討(表9)[6]でも，B細胞NHLの約10%にHCV抗体が認められている．また，地域によりリンパ腫例におけるHCV感染の頻度は異なるようである．HCV感染に合併した悪性リンパ腫の組織型としては，低悪性度リンパ腫が多いとする報告や中悪性度群にあたるびまん性大細胞型が多いとするものもあるが，本邦ではわれわれの検討も含め，びまん性大細胞型が多い．

文 献

1) 立花暉夫：サルコイドーシスの臨床(A)：症候，臨床検査 サルコイドーシスの全国臨床統計 特集 サルコイドーシス．日本臨牀52：1508-1515，1994
2) 立花暉夫：サルコイドーシスにおける肝障害 肝胆疾患 新しい診断治療体系．日本臨牀46(1988年増刊号)：458-464，1988
3) Coccamo D, et al.：Primary lymphoma of the liver in acquired immunodeficiency syndrome. Arch Pathol Lab Med 110：553-555，1986
4) 三方淳男：REAL分類．病理と臨床15：118-119，1997
5) Higuchi T, et al.：Complications of chronic liver disease Case Report：Primary hepatic lymphoma associated with chronic liver disease. J Gastroenterol 12：237-242，1997
6) 村上 純，他：HCV感染と悪性リンパ腫．消化器科26：443-448，1998

索引

欧文索引

A

A型肝炎 …………………………………5
acid phosphatase 染色 ……………30
activity …………………………………13
adenomatous hyperplasia …75,79
ALDH …………………………………45
ANA ……………………………19,22
atypical adenomatous hyperplasia
　………………………………………75,80
autoimmune hepatitis …………19
autosomal recessive ……………26

B

B7-1 ……………………………………65
B7-2 ……………………………………65
Banti 症候群 …………………………69
Bcl-2 …………………………………64
BDG ……………………………………27
Best カルミン染色 …………………30
bile lake ………………………………37
bile plug ………………………………37
bilirubin diglucuronide …………27
bilirubin monoglucuronide ……27
bilirubin UDP-
　monoglucuronosyltransferase
　…………………………………………27
black liver ……………………………30
BMG ……………………………………27
bridging necrosis …………12,23
bright liver …………………………52
BUGT …………………………………27

C

C型慢性肝炎のみられる脂肪化 …53
carrier 蛋白 …………………………34
cavernous hemangioma …………81

C (cont.)

CD28 ……………………………………65
challenge 試験 ………………………35
chronic non-suppurative
　destructive cholangitis ………64
CNSDC …………………………………64
compact type …………………………77
copper transporting ATPase gene
　…………………………………………25
costimulatory molecule …………65
Crigler-Najjar 症候群 ……………27

D

D-ペニシラミン ………………………25
Disse 腔内 ……………………………58
Dubin-Johnson 症候群 ……………28

E

EBV 肝炎 …………………………………8
Edmondson 分類 ……………………77
Elastica van Gieson ………………81
Epstein-Barr ウイルス肝炎 ………8

F

false negative ………………………62
false positive ………………………62
fatty liver ……………………………54
fibrolamellar carcinoma …………77
focal fatty change …………………55

G

γグロブリン ……………………………19
Gilbert 症候群 ………………………27
glutathione S-transferase ……28
glycogen storage disease ………26
GST ……………………………………28

H

HBs 抗原 …………………………………4

H (cont.)

HE 染色 …………………………………4
Helicobacter pylori 感染 …………91
hemochromatosis ……………………25
hepatoportal sclerosis ……………69
HLA ……………………………………19
HLA-DR4 ………………………………22
human leukocyte antigen ………19
hyalinized hemangioma …………81

I

idiopathic portal hypertension …69
IFN 治療3年後の補正累積肝細胞発癌
　発生率 ………………………………18
interlobular duct …………………65
IPH ……………………………………69
irregular fatty change …………54

K

Kayser-Fleischer 角膜輪 …………25
Knodell の histological activity
　index (HAI) score ………………14

L

large generative nodule …………80
LE 細胞現象 …………………………19
leopard skin-like spotting ……54
LKM-1 抗体 …………………………22
LMIT …………………………………34
LSG 分類 ……………………………90
LST ……………………………………34

M

M2 ………………………………………64
macrovesicular fatty change ……55
Majima 生検針 ………………………76
Mallory 体 ……………………………49
Mallory 小体の形成 …………………65
Menghini 針 ……………………………4
microvesicular fatty change ……55

MIT ………………………………34
MMP ……………………………59
mucosa-associated lymphoid
　　tissue …………………………91

N

NASH ……………………………41,49
NHL ……………………………89
nodular regenerative hyperplasia
　　………………………………73
non-alcoholic steatohepatitis 41,49
non-cirrhotic portal fibrosis ……69
NRH ……………………………73
nucleoporin p62 ………………64

O

"onion skin" appearance ………67

P

P-C bridge ……………………62,63
P-C bridging …………………14
P-P bridging …………………14
partial nodular transformation …73
PAS染色 …………………………4
PAS反応陽性物 …………………30
PBC ……………………………64
PDC ……………………………64
PDC-E2 …………………………64
persistent hepatitis ……………16
piecemeal necrosis …………4,16,23
PNT ……………………………73
primary biliary cirrhosis ………64
primary sclerosing cholangitis …64
PSC ……………………………64
pseudoglandular type …………77
pyruvate dehydrogenase
　　complex ……………………64

R

REAL分類 ………………………90
Revised European-American
　　classification of lymphoid
　　neoplasm ……………………90
Reye症候群 ……………………55
Rotor症候群 ……………………28

S

Schaumann's body ……………87

Scheuer …………………………65
Schmorl染色陽性 ………………30
scirrhous type …………………77
sclerosed hemangioma …………81
Scoring system …………………20
septal duct ……………………65
Silverman針 ……………………3
SMA ……………………………21,22
staging …………………………13
Sudan black B …………………54
Sudan III ………………………54

T

TIMP ……………………………59
trabecular type …………………77
Tru-cut針 ………………………4

U

UDCA ……………………………22

V

Von Gierke病 …………………31

W

Wilson病 ………………………25

和文索引

あ

亜急性型（劇症肝炎）……………9
亜急性肝炎 ………………………9
悪性リンパ腫 ………………10,88
亜広範性壊死 ……………23,37
亜広範性肝壊死 …………………10
アザン染色 ………………………31
アザン・マロリー染色 …………4,81
アミロイドーシス ………………28
アミロイド蛋白 …………………28
アルコール硝子体 ………………47
アルコール性肝炎 ………………47
アルコール性肝硬変 ……………49
アルコール性肝障害 ……………43
アルコール性肝線維症 …………47
アルコール性脂肪肝 ……………47
アルデヒド脱水素酵素 …………45

アルデヒドフクシン ……………4
アレルギー性肝障害 ……………34
アレルギー性肝障害の発生機序 …35
アレルギー性肝障害の判定基準 …35

い

胃MALT …………………………91
異形腺腫様過形成 …………75,80
異形リンパ球 ……………………90
異常血行路 ………………………73
遺伝的銅代謝異常 ………………25

え

エラスチカワンギーソン染色 ……4

お

帯状壊死 ……………………8,37
オルセイン染色 ………………4,61

か

外針 ………………………………2
外套針 ……………………………3
外套針留置法 ……………………3
海綿状血管腫 ……………………81
確定診断法 ………………………1
隔壁胆管 …………………………65
IV型コラーゲン …………………59
合併症 ……………………………1,3
合併症（腫瘍生検）………………77
化膿性肝膿瘍 ……………………84
硝子体様血管腫 …………………81
カルノア液 ………………………4
肝移植基準（劇症肝炎）…………10
肝移植適応のガイドライン ……10
肝炎型（薬剤性肝障害）…………34
肝画像診断 ………………………1
肝機能異常 ………………………1
肝血管腫 …………………………81
観血的検査法 ……………………4
肝原発悪性リンパ腫 ……………88
肝硬変 ……………………………57
肝細胞 ……………………………4
肝細胞壊死 …………………13,16
（肝細胞癌）偽腺管型 …………77
（肝細胞癌）硬化型 ……………77
（肝細胞癌）索状型 ……………77
（肝細胞癌）充実型 ……………77
肝細胞癌にみられる脂肪化 ……55
肝細胞脂肪化率 …………………54

肝細胞周囲性線維化	46,49
肝細胞障害型（薬剤性肝障害）	34,37
肝細胞のdysplasia	63,65
肝細胞の脂肪変性	17
肝細胞変性	13,16
鉗子	4
肝試験切除法	2
肝疾患	1
肝脂肪滴占拠率	54
肝静脈カテーテル法	72
肝静脈造影	72
肝生検	1
（肝生検）超音波誘導下	1
（肝生検の）手技	1
（肝生検の）標本作製	1
（肝生検法）外科的開腹下	2
（肝生検法）腹腔鏡下	2
肝性脳症	71
肝組織診断	1
（肝組織診断の）適応	1
肝内血腫	4
肝内胆汁うっ滞	8
肝のう胞	81
肝膿瘍	83
肝・脾腫大	1
肝不全	49
鑑別診断	1

き

気胸	4
偽小葉	49
偽小葉結節	49
寄生虫性のう胞肝	82
偽腺管型（肝細胞癌）	77
基底膜	59
急性ウイルス肝炎	5
急性ウイルス肝炎の腹腔鏡像	5
急性型（劇症肝炎）	9
急性肝不全	9
急性脂肪肝	53
急性妊娠脂肪肝	55
境界病変	79
巨大ミトコンドリア	46
禁忌（肝組織診断）	1
禁忌（腫瘍生検）	76

く

グリコーゲン	26
クロモトロープ・アニリン・ブルー染色法	4

け

形質細胞	65
形質細胞浸潤	24
外科的開腹下の肝生検法	2
劇症肝炎	9,40
（劇症肝炎）亜急性型	9
（劇症肝炎）急性型	9
劇症肝炎の肝移植適応基準	10
劇症肝炎の診断基準	9
結節	61
結節形成	57
限界板	4
限局的肝病変	3
原発性肝癌	74
原発性硬化性胆管炎	64
原発性胆汁性肝硬変	64

こ

硬化型（肝細胞癌）	77
抗核抗体	19,22
硬化性血管腫	81
抗肝腎ミクロソーム抗体	22
高間接型ビリルビン血症	27
高γグロブリン血症	19
膠原線維染色	61
好酸球浸潤	39,89
好酸性変性	5
好酸体	5
網内系細胞	26
広範壊死	37
広範性肝壊死	10
高分化型肝細胞癌	75
抗平滑筋抗体	21,22
抗ミトコンドリア抗体	64
国際診断基準	24
黒色肝	30
古典的肝細胞癌	75
コラーゲン蛋白	58
混合型（薬剤性肝障害）	34,41
コンゴー赤染色	29,30

さ

細小肝癌	79
再生結節	14
再生結節性過形成	65
細胆管の増生	24
細胞外マトリックス	58
細胞学的特徴	77
細胞管増生	8

細胞質内封入体	87
細胞浸潤	13
細胞診用吸引生検針	4
細胞マーカー	90
細網線維	87
索状型（肝細胞癌）	77
サルコイドーシス	85
サルコイド結節	87
サンプリングエラー	4

し

シアナマイド	49
止血	3
止血薬	3
自己抗体陽性	19
自己免疫性肝炎	19
しだれ柳状所見	72
脂肪肝	41,51
瀉血	26
充実型（肝細胞癌）	77
重症型アルコール性肝炎	49
手技	1
腫瘍肝生検	76
腫瘍生検の合併症	77
腫瘍生検の適応と禁忌	76
腫瘍性のう胞肝	82
腫瘤形成型	42
小結節性	62
小結節性肝硬変	62
症候性PBC	65
小脂肪滴性	55
小胆管の消失	67
小葉改築傾向	23
小葉間胆管	65
小葉構造	4
小葉構造の改築	57,62
小葉構造の乱れ	4
小葉内細胞浸潤	16
食道静脈瘤	70,71
ショック症状	4
シリウスレッド染色	61
真菌性肝膿瘍	84
診断基準（劇症肝炎）	9

す

巣状壊死	5,37
スポンゼル充填法	3

せ

星細胞	58

セイフティーシールド …………2	中心静脈周囲性線維化 …………49	標本作製 ……………………1
星芒状線維化 …………………46	10％中性ホルマリン液……………4	豹紋状紋理 ……………………54
赤色紋理 ………………………22	中性緩衝ホルムアルデヒド液 ……4	
セルロプラスミン ………………25	中性脂肪 ………………………51	ふ
セロイド色素 ……………………5	超音波誘導下（肝生検） ……1,59,60	
線維化 ………………………13,16	直視下生検 ………………………3	ブアン液 …………………………4
線維化マーカー …………………59		風船細胞下 ………………………5
線維性隔壁 …………57,58,62,63	て	風船様腫大 ……………………46
穿刺針 ……………………………3		フェリチン含量 …………………26
腺腫様過形成 …………………75,79	ディスポーザブルの気腹針 ………2	腹腔鏡 ……………………………1
先天性のう胞肝 …………………82	ディスポーザブルトラカール ……2	腹腔鏡下（肝生検） …………2,59,60
	適応（腫瘍生検） ………………76	腹腔鏡検査 ………………………3
そ	鉄染色 ……………………………61	腹腔鏡スコープ …………………2
	鉄沈着 ……………………………26	腹腔内出血 ………………………4
続発性アミロイドーシス ………28	伝染性単核球症 …………………8	腹水 ……………………………70
狙撃生検法 ………………………3		二叉針 ……………………………3
組織学的診断 ……………………62	と	部分脾動脈塞栓術 ………………72
組織学的分化度 …………………77		プルシアン・ブルー ……………29
組織構造 …………………………77	銅 ………………………………25	
	糖原 ……………………………26	へ
た	銅沈着 …………………………29	
	糖尿病 …………………………26	ヘマトキシリン-エオジン染色 …4
大（飲）酒家慢性肝炎 ……………49	鍍銀線維染色 …………………4,61	ヘモクロマトーシス ……………25
大結節性 …………………………62	特発性門脈圧亢進症 ……………69	ヘモジデリン顆粒 ………………29
大再生結節 ………………………80	トラカール ………………………2	ベルリン青 ………………………4
体質性黄疸 ………………………27		偏光顕微鏡 ………………………29
大脂肪滴性 ………………………55	な	
代謝性肝疾患 ……………………25		ま
帯状壊死 …………………………23	内視鏡的硬化療法 ………………72	
代償期肝硬変 ……………………59	内視鏡的静脈瘤結紮術 …………72	マイクロ波凝固法 ………………3
大赤色肝 …………………………5	内針 ………………………………2	まだら脂肪肝 ……………………54
多核巨細胞 ………………………87	内套針 ……………………………3	マロリー・アザン染色 …………61
多核細胞 …………………………5		慢性活動性肝炎 …………………19
多発性のう胞肝 …………………82	に	慢性肝炎の発症機序 ……………17
胆管細胞癌 ………………………74		慢性脂肪肝 ………………………53
胆管障害 …………………………24	肉芽腫 ……………………………65	慢性非化膿性破壊性胆管炎 ……64
胆管造影 …………………………67	肉芽腫様変化 ……………………41	
胆管病変 …………………………17	肉眼分類 …………………………58	む
単細胞壊死 ………………………5	日本肝癌研究会 …………………77	
胆汁うっ滞型（薬剤性肝障害） 34,37		無症候性PBC ……………………65
胆汁うっ滞性疾患 ………………64	は	
胆汁湖 ……………………………37		め
胆汁性腹膜炎 ……………………4	発癌過程 …………………………75	
弾性線維 …………………………73	白血病 …………………………10	明調細胞化 ………………………55
胆栓 ………………………………37	パラフィン包埋切片 ……………4	免疫染色 …………………………90
胆栓形成 …………………………8		
単発性肝のう胞 …………………82	ひ	も
ち	非アルコール性脂肪性肝炎 …41,49	目的（肝組織診断） ………………1
	脾腫 …………………………69,70	目標生検法 ………………………3
蓄積型 ……………………………41	ヒト白血球抗原 …………………19	門脈域 ……………………………4
遅発性肝不全 ……………………9	皮膚試験 …………………………35	門脈域のリンパ球濾胞様集簇 …17
中結節性 …………………………62	非ホジキンリンパ腫 ……………89	門脈枝の硬化所見・狭小化 ……73

門脈造影 …………………………72
門脈側副血行路 …………………70
門脈—大循環短絡路 ……………71
門脈—中心静脈の間隔 ……………4
門脈の狭小化 ……………………65

や

薬剤性肝障害 ……………………34
（薬剤性肝障害）肝炎型 …………34
（薬剤性肝障害）肝細胞障害型 34,37
（薬剤性肝障害）混合型 ………34,41
（薬剤性肝障害）胆汁うっ帯型 34,37

ゆ

融合壊死 …………………………8,37

り

リンパ小水泡 ……………………49

る

類上皮肉芽腫 ……………………85
類洞 …………………………………4

れ

レプチン …………………………52
レンズ核変性 ……………………25

ろ

ロゼット …………………………24
ロダニン染色 ……………………4,31

©2000　　　　　　　　　　　　　　　第1版発行　平成12年6月8日

臨床医のための肝生検診断

定価（本体価格 5,000 円＋税）

　　　　　　　　　編著者　　渡辺　明治
　　　　　　　　　　　　　（わたなべ）（あきはる）

〒113-0033　東京都文京区本郷 6-26-8
発行所　　株式会社新興医学出版社
　　　　　発行者　　服部秀夫
　　　　　電話 03（3816）2853
　　　　　FAX 03（3816）2895

印刷　三報社印刷株式会社　　　　　郵便振替 00120-8-191625

ISBN4-88002-280-2

Ⓡ 本書の全部または一部を無断で複写複製（コピー）することは，著作権法上での例外を除き，禁じられています．本書からの複製を希望される場合は，日本複写権センター（03-3269-5784）にご連絡下さい．